自然馈赠
——药物发现的故事

吕永宁　赵 瑛◎主编 / 金润铭◎主审

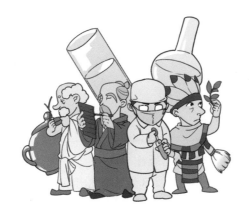

长江出版传媒　湖北科学技术出版社

图书在版编目（CIP）数据

自然馈赠与上下求索：药物发现的故事／吕永宁，
赵瑛主编 . —武汉：湖北科学技术出版社，2023.9
ISBN 978-7-5706-2460-7

Ⅰ . ①自… Ⅱ . ①吕… ②赵… Ⅲ . ①药物—
研制—医学史—世界 Ⅳ . ① R97-091

中国国家版本馆 CIP 数据核字（2023）第 034754 号

策　　划：冯友仁
责任编辑：程玉珊　徐　丹
责任校对：陈横宇　　　　　　　　　　　封面设计：曾雅明

出版发行：湖北科学技术出版社
地　　址：武汉市雄楚大街 268 号（湖北出版文化城 B 座 13—14 层）
电　　话：027-87679468　　　　　　　邮　　编：430070

印　　刷：武汉科源印刷设计有限公司　　邮　　编：430299

880×1230　　　　1/32　　　　　8.5 印张　　　200 千字
2023 年 9 月第 1 版　　　　　　　　2023 年 9 月第 1 次印刷
定　　价：49.80 元

序 言

"古之立大事者，不惟有超世之才，亦必有坚忍不拔之志。"

——苏轼《晁错论》

早在公元前4000多年，人类就开始将树皮、树叶、果实和花朵当作药材使用，早期的药品主要来源于大自然中的植物，经过数千年的发展，药物种类更加丰富，研发、生产及运用的手段也愈加科学。当今的药物研发过程具有极其规范的流程和管理措施，要经历药物早期探索、临床前研究、临床研究、新药申请、批准上市和上市后监测等过程，每一环节都至关重要。一种新药的诞生，往往要经历10多年的时间，花费上亿元的经费。我们深知，药物从潜心研发、临床试验到最终上市，每一关都是"九死一生"，成功率不足10%。在药物成功问世的背后，必然离不开科学家的殚精竭虑，但也缺不了运气的眷顾，正是这些不断试错、不断求索的过程，最终造就了柳暗花明、峰回路转的伟大事迹，让与健康息息相关的药物得以孕育和造福人类。

纵观现代药物研发的数百年历史，历经数次的发展与变革，大致可以分为植物时代、化学合成时代、生物合成时代和基因工程时代。您将在这本书里，身临其境般看到药物诞生的景象，您也将领略人类携手药物，与各种疾病抗争的伟大历程。

迷雾丛林的探索——植物时代

罂粟、毛地黄、颠茄、缬草和墨西哥野生山药，这5种植物都是大自然中的普通一员，但却和伟大的药物研发故事密切相关。

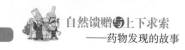

在经过无数科学家的发现、试验、提取和应用后，这些植物逐渐被研发成救死扶伤的灵丹妙药，与它们对应的，分别是镇痛药吗啡、强心苷地高辛、抗胆碱药阿托品、抗癫痫药丙戊酸和孕激素黄体酮。这一个个都是植物时代的药物"明星"，它们见证了那个时代的混沌迷茫与坎坷崎岖。因为在植物时代，更多的药物探索如同大海捞针，在迷雾丛林中不断试错，往往起初有疗效但又伴随巨大毒副反应而如坠云雾。

鬼斧神工的艺术——化学合成时代

从柳树中提取的水杨酸盐，数千年来一直被认为具有退烧、消炎和止痛的药用价值，但直到 1897 年，才通过合成的方式转化为阿司匹林，开启了化学合成的新纪元。1944 年，"现代有机合成之父"伍德沃德和他的团队成功合成抗疟疾药物奎宁，随后合成了利血平、叶绿素、维生素 B_{12} 等多种复杂有机化合物。药物的研发过程变得开始具有方向感，具有逻辑性，并诞生了诸多设计理念，正如伍德沃德所说，药物合成是一门艺术。

另辟蹊径之美——生物合成时代

青霉素的重磅问世，改变了历史，它是人类对细菌感染性疾病的第一次重击，也让许多科学家纷纷从泥土的微生物中去寻找治病救人的良药。随着链霉素、氯霉素、红霉素等抗生素不断被发现，人类对抗细菌的"武器库"不断丰富，这一时期堪称医学史的"黄金时期"，抗生素让人类平均寿命延长 10 年之久。新发现的药物，无论是来自微生物，还是植物、动物，归根到底都是大自然的资源，面临资源稀缺或者枯竭的可能。因此，运用生物合成的思想成为药物研发者的新航道。抗肿瘤药紫杉醇早期来自稀缺植物紫杉，目前通过植物细胞培养和微生物发酵的生物合成手段，可以大规模生产，以满足肿瘤治疗领域的广泛应用。

开启新的大门——基因工程时代

自 20 世纪 80 年代开始，治疗糖尿病的重组人胰岛素与治疗贫血的重组人促红细胞生成素相继问世，人类的药物研发史进入基因工程时代。直到现在，作为不同于过往任何研究方式的一种颠覆手段，基因重组技术仍然是药物研发的核心部分，这仿佛给药物研发者开启了一扇新的大门。生长激素、干扰素、凝血因子、降钙素等，都是这个新时代的产物。基因重组技术有利于研发和生产更复杂的药物，这是过往合成手段和旧时代工艺无法企及的。

每一种药物的诞生、上市，甚至推倒、重生，都蕴含着科学家们严谨、求实的精神。本书中耳熟能详的药物值得我们去进一步了解和认知，而药物研发者潜心耕耘、卓越奉献的历史故事，也同样值得我们去回顾和感悟。本书的编撰和出版，就是源于此，我们尊重药物研发历史，也愿以此书致敬每一位药物研发者。本书适合于每一位崇尚科学的人，无论您是已有相关丰富经验和知识的长者，还是渴望汲取知识的年轻学子，都可以从中有所收获。科学普及需要回溯历史，也需要与时俱进，因此，我们在每个药物故事的最后，都附上了最新的药物忠告及用药建议，期望读者朋友们能感受到科学进步的不易、科学研究者的不屈、药物背后故事的不凡，也能更加清楚与掌握药学知识。

我们应该庆幸大自然的馈赠，也更应该感激药物研发者的上下求索，让我们如今面对疾病时有许多药物可供选择。人类与疾病的对抗仿若一条漫漫长路，我们应该始终怀着对生命的敬畏之心，崇尚科学，探索未来。当我们抬头仰望浩瀚的历史长空，那些药物和发现药物的伟大前辈们，就如同璀璨之星，闪耀夜空，照亮科学之路。愿这本书成为您的朋友，在您耳边讲述精彩的故事，

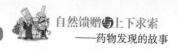
也帮助您理解疾病与药物，陪伴您左右。当您合上这本书的时候，不会觉得浪费了宝贵的时光。

吕永宁

2022 年 6 月 15 日

CONTENTS
目 录

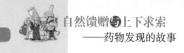

第一篇

迷雾丛林的探索
——植物时代

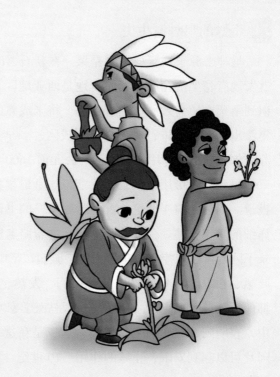

天使与恶魔的化身

——止痛神药吗啡

吗啡作为阿片受体激动剂，它强大的镇痛作用及不正确用药后不可避免的成瘾性使其在临床上饱受争议。

奇妙的吗啡诞生史

吗啡来源于罂粟科植物罂粟。在新石器时代，地中海群山中就发现有罂粟的存在，其原产地是西亚地区。没多久，人们就意识到罂粟在镇痛致欣快上有作用。将未成熟的罂粟蒴果划破，收集渗出的乳状液进行干燥，可制成阿片。早在公元前4000多年，苏美尔人就将阿片用作麻醉剂。公元前1600年，古埃及的一篇文章中提到阿片可用于小儿夜哭症，这是最早将阿片应用于医疗的报道。到公元前3世纪，古希腊和罗马的书籍中对阿片开始有了详细的文字描述。公元前2世纪，古希腊名医盖伦在他的书中记录了阿片可以治疗的疾病：头痛、癫痫、卒中、支气管炎、气喘、咳嗽、腹痛、黄疸、泌尿系统疾病、发热、麻风病、月经不调、抑郁症及毒虫叮咬等。1世纪，古罗马医学家塞尔萨斯在《论医学》中，表明阿片在止痛上作用显著。也是在这一时期，人们注意到阿片可以起到安眠、止咳的作用。10世纪，在阿拉伯《阿维森纳

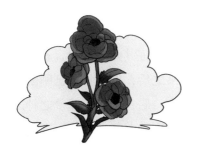

医典》一书中，阿片被记载除用于催眠外，还具有麻醉作用。约到中世纪时，阿片传入欧洲，但起初阿片的镇痛作用在临床上并未受到重视，外科医生很少使用。直到 16 世纪，瑞士化学家兼医生帕拉塞尔苏斯，将阿片制成酊剂用于治疗各种疾病引起的疼痛和失眠，后来在他的倡导下，阿片开始在一定范围内得到应用。阿片在临床上常用作镇痛剂、镇静剂，同时还是治疗腹泻的特效药，在 19 世纪英国 3 次霍乱流行时，阿片拯救了成千上万人的生命，使得阿片在医疗界备受关注，但在那时，临床上使用的阿片药物仍只是粗提取物。

镇痛药吗啡

因临床上阿片镇痛效果显著，围绕其开发镇痛药物的研究不断进行。1780 年起就有科学家开始从阿片中提取物质，研究初期都只能得到一些植物酸，直到 1803 年，法国的狄劳斯从阿片中提取到一种结晶碱的物质。同年德国药剂师泽尔蒂纳从阿片中分离出活性麻醉物质，他注意到这种物质可溶于酸性溶液，并能被氨沉淀，因此

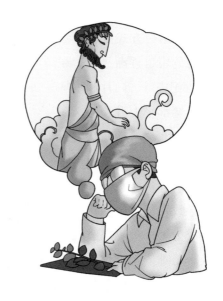

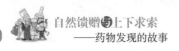
具有弱碱的特征，将其描述为"植物碱"。泽尔蒂纳用糖浆掩盖了这种晶体的苦味，并在大鼠、小鼠、猫和狗身上进行了试验，发现狗吃下后很快昏昏睡去。为了进一步验证其效果，他冒着生命危险，亲自服用，以致差点丧命。醒来之后，他感觉自己刚刚像进入了梦幻王国一般，这让他想到了古希腊神话中的睡梦之神摩尔甫斯（Morpheus），因此，这种新化合物就被命名为"吗啡"（morphine）。

吗啡被限制使用

吗啡一经发现，就在临床上作为止痛药开始流行。早在 19 世纪中叶，欧洲就开始商业化生产吗啡。1827 年，吗啡被用作阿片的替代品上市，也用于治疗阿片成瘾，但直到 1836 年，吗啡才被列入《伦敦药典》。1853 年，在查尔斯·加布里埃尔·普拉瓦兹和亚历山大·伍德的分别努力下，皮下注射器得到完善，这给临床医生们提供了一种更有效的给药方式。与阿片相比，吗啡的效力更强，给药方式更直接，缓解疼痛起效更快。与此同时，吗啡的成瘾危害也逐渐显现。在 19 世纪中叶，阿片和吗啡的成瘾都呈上升趋势。在美国南北战争期间，美军就尝试在野战医院使用吗啡和阿片进行止痛，但是这导致在战争中受伤的士兵成为第一批吗啡成瘾的人。吗啡依赖被称为"士兵病"，吗啡成瘾者常常

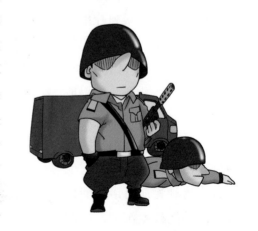

表现出反应迟钝，言语减少，情感淡漠，常伴有抑郁、烦躁不安及惊恐，甚至出现不同程度的妄想及幻觉等，因此也有可能会出现自伤或者其他行为。基于这些危害的存在，20 世纪初，世界各国政府和管理机构就出台了严厉的法规，明令禁止吗啡滥用。例如，1914 年美国国会通过了限制吗啡滥用的《哈里森麻醉品法案》。

吗啡的化学结构

吗啡是人类发现的第一个生物碱，其化学式的发现在漫长的药物化学发展史中起到了关键的推动性作用。在 19 世纪二三十年代，尤斯图斯·冯·李比希和亨利·维克多·雷格诺分别确定吗啡的化学式为 $C_{34}H_{36}N_2O_6$ 和 $C_{35}H_{40}N_2O$。虽然这两个公式非常接近，但由于当时的技术和知识，这两个化学式都是不正确的。直到 1847 年，奥古斯特·劳伦排除所有湿度干扰，通过仔细计算，得到了吗啡准确的化学式 $C_{17}H_{19}NO_3$。1925 年，经过降解实验，英国化学家罗宾逊得到了吗啡的分子结构，结果显示其核心是一个五元氮环和苄基异喹啉的环结构，他凭此获得了 1947 年的诺贝尔化学奖。在明确吗啡的分子结构之后，化学家艾斯雷普进一步对吗啡的结构展开研究，他认为吗啡起作用的关键基团是其环状系统，这一结论为之后研究阿片类镇痛药奠定了基础。1952 年美国罗切斯特大学的化学教授盖茨成功地将吗啡进行了人工合成，然而，尽管我们目前在化学合成方面有先进的知识和技术，仍很难达到从罂粟中直接提取的纯度。

吗啡是世界上第一个从植物中分离出来的化合物，也是人类最古老的医学疗法之一的有效成分，获得它的方法基本没有改变。它是一种经受住了时间考验的药物，尽管它有较强的成瘾性，但仍然是控制严重疼痛最常用的药物之一。

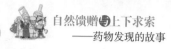
吗啡的使用忠告

目前临床上吗啡的给药方式除口服外，还有注射给药。吗啡的镇痛作用强于自然存在的任何一种化合物，不仅如此，其镇痛范围也很广泛，临床上可用于治疗各种严重疼痛，对晚期癌症伴随的剧痛也有一定的疗效，在发挥镇痛作用时，不影响患者的意识及其他感觉。吗啡还具有显著的镇静作用，能消除伴随疼痛产生的焦虑、恐惧等情绪，同时还能产生欣快感。在临床上，吗啡被认为是癌性疼痛治疗的"金标准"药物。除此之外，吗啡还可治疗心肌梗死，将其用于血压正常的心肌梗死患者，可以起到镇静和减轻心脏负荷的作用；对心源性哮喘也有疗效；麻醉和手术前给药也可选用吗啡。

当然，吗啡的副作用也是不可忽略的，它会导致便秘、头晕和呕吐，也会抑制呼吸；会使人的思维和记忆能力减弱；吗啡极易产生成瘾性，长期吸食吗啡者，其身体和心理均会对吗啡产生依赖，造成严重的毒物癖。在临床使用吗啡时，必须严格按照国家有关规定管理，严格按适应证使用。需要注意的是，在疼痛原因未明确前，慎用吗啡，以防掩盖症状，贻误诊断。

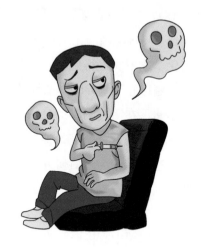

令人兴奋的精神药品

——咖啡因

咖啡因是一种中枢神经兴奋剂，能够暂时地驱走睡意并使人恢复精力，在临床上用于神经衰弱治疗和昏迷复苏。它是现代食品工业使用最频繁的成分之一。从咖啡、茶叶到苏打饮料和功能型饮料，很多天然和合成的饮料中都能找寻到它的身影。许多人无论是早上起床、中午用餐或是晚饭之后都会摄入咖啡因。可以说，咖啡因已成为许多人生活中不可缺少的一部分，以至于没有人会怀疑它存在的合理性。

咖啡因的来源

咖啡因存在于咖啡树、茶树、巴拉圭冬青（玛黛茶）及瓜拿纳的果实及叶片里，少量的咖啡因也存在于可可树、可乐果及代茶冬青树。存在于瓜拿纳中的咖啡因有时也被称为瓜拿纳因（guaranine），而存在于玛黛茶中的被称为马黛因（mateine），在

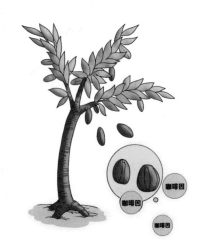

茶中的则被称为茶素（theine）。咖啡因最主要的来源是咖啡豆，其次是茶。每杯茶的咖啡因含量大概只有每杯咖啡的一半。不同品种的茶咖啡因含量也不同，如红茶和乌龙茶比其他茶的咖啡因含量高。含有咖啡因成分的咖啡、茶、软饮料及能量饮料十分畅销。一瓶软饮料中一般含有 10 ～ 50 毫克的咖啡因。而能量饮料，如红牛，每瓶含有 80 毫克以上的咖啡因。在北美，90% 的成年人每天都摄入咖啡因。因此，咖啡因也是世界上被使用最普遍的精神药品。

咖啡因的发现

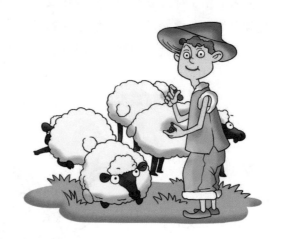

　　早期的人们发现咀嚼特定植物的种子、树皮或树叶有减轻疲劳和提神的功效。直到很多年以后，人们才发现使用热水泡这些植物能够增加提神的效果。咖啡早期的历史十分模糊，不过一个流传广泛的神话能让我们回溯到阿拉伯咖啡的发源地埃塞俄比亚。6 世纪左右，在非洲埃塞俄比亚的高原上，牧羊人发现，每当羊群吃了一种野生灌木的果实之后，就会不由自主地呈兴奋状态。看着羊群欢快的样子，牧羊人耐不住心中的好奇，决定要亲口尝试一下这种似乎具有某种魔力的、漂亮的、艳丽的果实。这些红色的果实甘美香甜，吃过之后余香满口，并且还能让身体忽然轻松舒爽起来，精神也格外兴奋。后来，牧羊人将这件事告诉给修道院的僧侣们，僧侣们品尝过这些果子后都觉得神清气爽。此后这种果实被用作提神药，这便是最早的"咖啡豆"。从此，当地人开始试着嚼咖啡豆，用水煮咖啡喝，这种风气由埃塞俄比亚吹起，并传到阿拉伯各国，很快就成为"迷倒众生"的饮料。

1819年德国化学家弗里德里希·费迪南·龙格（Friedrich Ferdinand Runge）第一次从咖啡豆中分离得到纯的咖啡因。目前，每年咖啡因的国际销量已超过12万吨，这个数字相当于每天每个人消耗一份咖啡饮品，这也使它成了世界最流行的影响精神的物质。人们日常生活中，适量的饮茶和喝咖啡不但没有坏处，还能起到提神醒脑、促进新陈代谢的作用。但如果过量摄入咖啡因，对于人们的健康而言就会有害。

咖啡因中毒

由于每个人的体型和咖啡因耐受度不同，所需要的能够产生兴奋效果的咖啡因剂量也不相同。一般来说，摄入的咖啡因不到1小时的时间，就可以在身体里发挥作用。一次性摄取不超过100毫克咖啡因，在3～4小时内作用消失。食用咖啡因并不能减少所需睡眠时间，

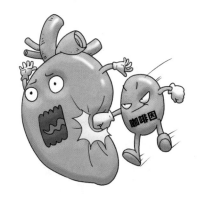

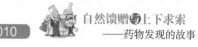

它只能临时地减弱困的感觉。在长期摄取的情况下，大剂量的咖啡因是一种毒品，能够导致"咖啡因中毒"。美国食品药品监督管理局（FDA）表明：成人每天摄入 400 毫克的咖啡因（3 ～ 5 杯咖啡）是安全的。长期大量摄入咖啡因，就会出现上瘾的症状。这时人体已经产生了对咖啡因的依赖，如果不继续保持大量摄入，就会出现浑身乏力、精神萎靡、情绪易怒、焦躁不安、紧张失眠，甚至肌肉抽搐。此外，过量摄入咖啡因，还会使人心跳加速、心律不齐、身体颤抖、头晕呕吐，甚至急性猝死。血液中的咖啡因大概在 15 毫克／升时就开始发挥生理作用，达到 80 ～ 100 毫克／升时便会致命。咖啡因致死的原因通常是心室纤颤，也就是心脏乱跳，打乱了原有的舒张和收缩节律，以至于最后心脏停博。

咖啡因是管制药品

我国把纯咖啡因列为"第二类精神药品"管制，其生产、供应必须经过省级卫生行政部门批准，由县级以上卫生行政部门指定的单位经营。医师处方中的用量不得超过 7 日常用量，并需将处方留存 2 年。根据《中华人民共和国刑法》第 347 条，走私、贩卖、运输、制造毒品，无论数量多少，都应当追究刑事责任，予以刑事处罚。按《中华人民共和国刑法》第 347 条及《最高人民法院关于审理毒品犯罪案件适用法律若干问题的解释法释》，涉及"数量大"（200 千克咖啡因以上）者最高刑罚为死刑，涉及"数量较大"（40 千克以上但不满 200 千克咖啡因）者处 7 年以上有期徒刑。美国法律中咖啡因不在管制药物之列，其药用和食用都是合法的。美国食品药品监督管理局认为只要饮料中作为食品添加剂的咖啡因含量在每千克 200 毫克以下，就是安全的。所以，含有咖啡因的食物和药物都必须在包装上注明咖啡因的含量。

咖啡因的使用忠告

（1）成人每天摄入 400 毫克的咖啡因是安全的，孕妇或者在哺乳期的妇女每天的咖啡因摄取量低于 200 毫克的话，总体来说不会对胎儿或婴儿造成影响。但是，建议孕妇或者哺乳期妇女最好避免咖啡因的摄入。

（2）对于心血管疾病、胃病患者，每天摄入咖啡因的总量必须控制在 200 毫克以内，即每天喝咖啡不超过 2 ～ 3 杯，最好不要饮用。

（3）咖啡因会影响睡眠，会干扰儿童正常的脑部发育，因此建议 12 岁以下的儿童最好不要摄入咖啡因。

（4）低剂量的咖啡因摄入可以缓解焦虑并有助于放松，高剂量咖啡因则会导致焦虑和紧张，所以日常生活中要适度摄入咖啡因。

从天然产物中找到的哮喘良药
——麻黄碱

　　麻黄，是一味我们熟知的中草药，是麻黄科麻黄属植物，具有"发汗散寒，宣肺平喘，利水消肿"的功效，至今已有4000多年的应用历史。汉代名医张仲景《伤寒论》中的麻黄汤用以治疗伤寒；唐代孙思邈的《备急千金要方》中列有引气汤，用以治肺痨实热、气喘鼻张；明代李时珍《本草纲目》中也有用麻黄的方剂。《中国药典》（2020年版）也收载了麻黄及相关方剂。

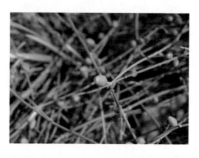 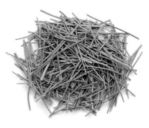

　　麻黄含有丰富的生物碱成分，其中麻黄碱，又称为麻黄素，具有收缩血管、松弛支气管平滑肌，以及显著的中枢兴奋作用，主要用于治疗支气管哮喘、感冒、过敏反应、鼻黏膜充血、水肿及低血压等疾病。而麻黄碱是谁发现的，又是谁发现了其药理作用呢？下面我们就来讲述麻黄碱的故事。

麻黄碱的发现

提到麻黄碱的发现，就不得不提到日本有机化学家长井长义。长井长义（1845—1929）是日本帝国科学院院士，日本研究有机化学和药物学的先驱。他自幼接触各种医药知识。1871 年，长井长义由政府选派到德国留学，学习有机化学和药学，并获理学博士学位；1883 年任东京大学医学院教授，并开始

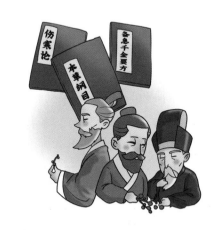

对产自日本和中国的草药进行化学成分的研究。1885 年，长井长义从麻黄草中分离提纯出了一种生物碱结晶，解析了其结构，命名为"麻黄素"，并确认了它就是麻黄的主要活性成分。随后的 1887 年，罗马尼亚化学家实现了麻黄碱的人工合成。

麻黄碱药理作用的发现

19 世纪 80 年代，临床上主要将麻黄碱作为扩瞳药使用，但由于不良反应较多，未被广泛应用。因此，麻黄碱的问世并未引起医药学等领域的重视。直至 1924 年，麻黄碱的药理作用才被我国现代中药药理学研究创始人——陈克恢教授发现，这才使得麻黄碱的重要性为世界所瞩目。

陈克恢（1898—1988），字子振，出生于江苏省青浦县（现为上海市青浦区）。他幼年丧父，5 岁时由舅父周寿南教他读书写字。

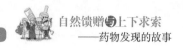

其舅父是名中医，因此幼年时的他常在中药房里读书。由于常年目睹舅父看病开方、抓草药、水煎煮，救治好了很多患者，陈克恢慢慢对中药有了兴趣，也是从舅父那里知道了中药麻黄。

1916年，陈克恢考入留美预备学校清华学堂，1918年插班于美国威斯康星大学药学系三年级，1920年获得药学学士学位，1923年获生理学博士学位。同年，陈克恢因母亲病重返京，受聘为北京协和医学院药理系助教，从此开始着手研究中药麻黄。

1924年，陈克恢与同事卡尔·斯密特（Carl Schmidt）只用了几周的时间就从麻黄中分离出了左旋麻黄碱。后来通过文献了解到长井长义早在1885年即从麻黄中分离出了麻黄碱，但除可扩大瞳孔的作用外，其他药理作用未知。于是他和同事一起用动物实验研究麻黄碱的药理作用。以静脉注射方式给予麻醉后的狗或毁脑脊髓的猫1～5毫克麻黄碱，发现麻黄碱具有和肾上腺素相同的药理作用，即可使颈动脉压长时间升高，心肌收缩力增强，血管（尤其内脏血管）收缩，支气管舒张；也可使离体子宫快速收缩，使中枢神经兴奋，引起瞳孔散大。与肾上腺素不能口服且作用时间短相比，麻黄碱具有口服有效、作用时间长、毒性较低的优点。麻黄碱药理作用的发现仅用了6个月时间，同年，陈克恢即在权威杂志上发表了关于麻黄碱药理作用的论文，并在美国实验生物与医学学会北京分会上做了初步报告，宣布麻黄碱具有拟交感神经作用。

1926年，陈克恢返回美国后，仍对麻黄碱进行了大量研究，其药理作用很快在临床研究中得以证明，即麻黄碱不仅可以治疗过敏性疾病、干草热和支气管哮喘，还可用于脊椎麻醉，防止血压下降。这一成果受到了礼来公司的关注与认可。很快，礼来公司将麻黄碱推向市场，并每年从中国收购成吨的中药麻黄作为制药原料。自此，麻黄碱成了经典药物，用于治疗支气管哮喘及预防支气管痉挛。

此外，陈克恢和同事还分析了世界各地的麻黄草，确认只有中国和东南亚地区的麻黄草含左旋麻黄碱，并开展了大量与麻黄碱结构类似化合物的药理作用研究，发现了很多新药可用于呼吸系统疾病、鼻充血等的治疗，极大地推动了很多交感胺类化合物的合成，为肾上腺素受体拮抗剂的研究和开发奠定了坚实的基础。麻黄碱药理作用的研究成为从天然产物中寻找先导化合物并进行优化、开发新药的典范，为研发祖国医药宝库指明了道路。

麻黄碱的"麻烦事"

由于麻黄碱的中枢兴奋作用会让人产生运动的欲望，因此在美国，麻黄碱曾被用于减肥辅助食品。然而长期大量服用后人们出现血压升高的现象非常普遍。2003 年 12 月 30 日，美国食品药品监督管理局发布通告——禁止贩卖含有麻黄碱的辅助食品。

另外，由于麻黄碱类的化学结构与冰毒（又称去氧麻黄素、甲基苯丙胺）的结构类似，常被不法分子用作合成冰毒的原料。我国曾发生过多起使用含麻黄碱成分的复方制剂自制冰毒的案件。为规避类似事件的发生，2012 年我国最高人民法院、最高人民检察院、公安部联合出台了《关于办理走私、非法买卖麻黄碱类复方制剂等刑事案件适用法律若干问题的意见》，从源头上惩治毒品犯罪，遏制麻黄碱类复方制剂流入非法渠道被用于制造毒品。在我国《易制毒化学品管理条例》中，麻黄碱属于重点监控物品范围的易制毒化学品。但麻黄碱本身并不是毒品，只是被不法分子利用而已。

麻黄碱——"天使与恶魔"之间只有一步之遥！

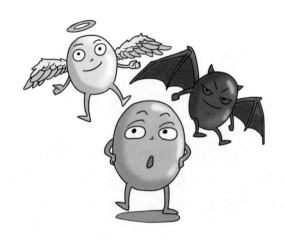

麻黄碱的使用忠告

临床用途：麻黄碱性质稳定，可口服。临床上主要用于：①缓解支气管哮喘发作和轻症的治疗，现倾向于少用，对于急重症疗效较差；②消除鼻黏膜充血引起的鼻塞；③可用于慢性低血压症；④缓解荨麻疹和血管神经性水肿等过敏反应。

安全性：麻黄碱具有较明显的中枢兴奋作用，较大剂量可兴奋大脑和皮质下中枢，引起神经兴奋、不安和失眠；连续滴鼻过久，可产生反跳性鼻黏膜充血或萎缩。麻黄碱禁用于甲状腺功能亢进、高血压、动脉硬化、心绞痛等患者。

注意事项：如患者对肾上腺素、异丙肾上腺素等其他拟交感胺类药过敏，也会对本品过敏，即存在交叉过敏反应，使用时应注意。短期内反复给予麻黄碱，其作用可逐渐减弱，即出现快速耐受性，停药数小时后可恢复。若患者出现头痛、焦虑不安、心动过速、眩晕、多汗等症状时，应注意停药或调整剂量。

苦口的止泻药
——黄连素

说起小檗碱，可能大家会有点陌生，但是有一句熟悉的歇后语大家肯定都知道：哑巴吃黄连——有苦说不出！没错，黄连里苦味的主要成分就是黄连素，即小檗碱。中医认为，黄连性寒，有泻火解毒、清热燥湿、清心除烦的功效，可用于治疗高热、咽喉肿痛、口疮、烧烫伤等。黄连素最早是在先秦时期被发现的，我国《神农本草经》中已详细记载了黄连的功效。

黄连素在临床中一直作为非处方药用于治疗腹泻，随着药理研究的进一步深入，发现该化合物可用于治疗肿瘤、肝炎、细菌和病毒感染、腹泻、阿尔茨海默病和关节炎等疾病。此外，研究还证实黄连素具有显著的抗心力衰竭、抗心律失常、降低胆固醇、改善胰岛素抵抗、抗血小板等作用，因而在心血管系统和神经系统疾病方面具有广泛的、重要的应用前景。

关于黄连的美丽传说

黄连，又叫作味连、川连、鸡爪连，是毛茛科黄连属多年生草本植物，其味入口极苦。黄连的根茎具有清热燥湿、泻火解毒的功效。

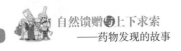
从前，在土家族的黄水山上有一位姓韩的名医，他医术高明，远近闻名。韩大夫家里有一位姓黄名连的帮工，勤劳能干，专门负责帮他照料种草药的园子。韩大夫的女儿，聪明、活泼又漂亮，也非常喜欢种花、种药材。有一年正月的早上，寒霜未化，冷气袭人，草药园子里的花未开，草未萌芽。韩大夫的闺女在草药园后山的路边发现了一朵开着油绿色小花的野草，于是便把它连根挖起，移栽到园子里了。帮工也很喜欢这株在天寒地冻的正月开花的野草，在他的精心照料下，那草越长越茂盛，结了籽。到了第二年，园子里绿色的小花开得更多了。

有一天，韩大夫的闺女得了一种怪病，满身燥热，上吐下泻。各种方法治了 3 天也不见好，瘦成皮包骨了。由于韩大夫外出给人看病未回，母亲急得寝食难安，为女儿的病伤心落泪。帮工看在眼里，急在心里，却又束手无措。忽然，他想起几个月前自己喉咙痛，偶然摘下草药园子里那绿色小花的一片叶子，嚼了一下，虽然苦得很，但过不了多久喉咙就不痛了。他觉得这野草有奇效，姑娘这病，不妨试一试。于是，他就连根带叶拔了一株，煎成一

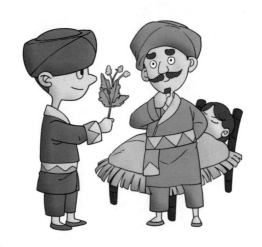

碗汤药，给姑娘喝下。谁知姑娘早上喝了药，下午腹泻就止住了。连喝了两天，病居然全好了。韩大夫回家后，一问经过，便连声说："谢谢你，我女儿患的是胃肠热病，要用清热解毒的药才能治得。这绿色小花的野草，看来对清热解毒有特效呀！"韩大夫为了感谢帮工为他闺女治好了病，就以帮工的名字将这草药定名为黄连了。

黄连素的功效

黄连素是众多治疗腹泻药物中最为大家熟知、价格便宜、服用简单、携带方便的药物之一。许多人在腹泻时第一时间就会想起它，不过要用好它，还是有许多诀窍的。

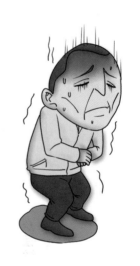

腹泻的原因很多，分为感染性腹泻，多呈急性腹泻；非感染性腹泻，多呈慢性腹泻。黄连素只适用于感染性腹泻。对于全身性感染疾病，不适宜选择黄连素，因为它口服吸收极差，只停留在胃肠道，不易透过胃肠道进入血液，所以只适合胃肠消化道炎症性疾病。胃肠感染表现可轻可重，轻者仅腹痛、腹泻，重者会有恶心、呕吐、发热寒战、食欲不振，严重时导致脱水、酸中毒、休克。一般而言，对轻型炎症可以选用黄连素，对于重型则必须合用抗感染作用强的抗生素。

而慢性非感染性腹泻的病因复杂，肠易激综合征、溃疡性结肠炎、营养不良、内分泌疾病、肝硬化、尿毒症、过敏性疾病、肿瘤等，都可能导致慢性腹泻。对非感染性的腹泻、腹痛，黄连素是毫无作用的。像常见的胃肠型过敏性荨麻疹，如果不采取解除过敏因素的综合治疗，仅用黄连素是控制不了腹泻的。而肠易激综合征的患者，在吃 2 ～ 3 片黄连素后，腹痛、腹泻常常会消失，但这并非黄连素的功劳。因为肠易激综合征是可自行缓解的疾病，但又是反复发病难以根治的病症，其腹泻症状的消失，与吃黄连素无关。

不合理使用黄连素也会导致细菌耐药

黄连素对多种细菌都有抑制作用，如痢疾杆菌、结核杆菌、肺炎球菌、伤寒沙门菌等，尤其是对于痢疾杆菌，抑制作用最强。有些人在外出游玩吃饭时为了避免水土不服，会提前吃上几片黄连素预防腹泻。这种做法可以说是对细菌的"挑逗"行为，会让细菌产生耐药性。如果经常这样"锻炼"细菌，只能使细菌变得顽强。此外，大量服用黄连素会有恶心、呕吐、皮疹及发热等不良反应。由于黄连素具有一定的固涩止泻作用，有的人在服用黄连素之后虽然腹泻止住了但又发生了便秘。所以，经常服用黄连

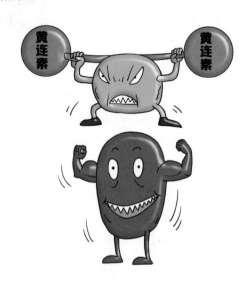

素易产生耐药性，不仅不能消除腹泻、腹痛，甚至还会加剧症状。

黄连素的使用忠告

　　黄连素只适用于感染性腹泻。腹泻发生后，最好先进行大便常规检查，并结合其他症状，判断腹泻原因，在医生指导下规范用药。黄连素也会导致细菌耐药。不能将黄连素作为治疗腹泻的万能药，不明确病因不能随意使用。

"狐狸手套"中的强心之苷
——地高辛

地高辛，是人类从毛花洋地黄植物中提取出来的药物，是临床上常用的一种口服洋地黄类强心药，可用于治疗高血压性心脏病、冠心病等急性和慢性心功能不全及室上性心动过速、心房颤动等，也是治疗心力衰竭历史最为悠久的药物，距今已有200多年的历史。

"狐狸手套"——洋地黄

洋地黄，别名吊钟花、指顶花、毒药草，原产于欧洲中部与南部山区，是一种玄参科二年生或多年生草本植物。因其茎叶酷似地黄，除花冠外全体被覆灰白色短茸毛的缘故，得名"毛地黄"，又因其原产于遥远的欧洲，所以又称为"洋地黄"。洋地黄是典型的归化植物，虽然在中国的本草中未见记载，但现在我国上海、江苏、浙江、山东等地已有大量栽培。

洋地黄花期5—6月，开花时，纤弱的叶秆上伸出一串串喇叭，色彩艳丽、鲜亮可爱，或桃红、或浅紫、或奶黄、或洁白，花内星星点点的斑纹令其格外俏丽、神秘。可如此娇艳的花朵却是一种彻头彻尾的毒草。洋地黄全株有毒，尤其是叶片，千万不要轻易触碰。过量误食洋地黄，会引起心动过速，直至心衰而死。

传说坏妖精将漂亮的毛地黄花朵送给狐狸，让其把花穿戴在脚上，以降低狐狸在毛地黄间觅食所发出的脚步声。因此，洋地黄又得名"狐狸手套"。洋地黄的花语"谎言"也因此而来。此外，洋地黄还有死人之钟、仙女手套、巫婆手套等叫法。

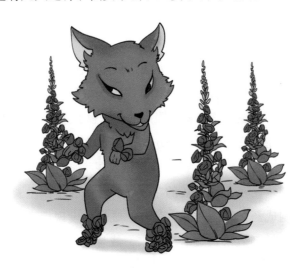

洋地黄药用价值——威瑟灵医生的发现

虽然洋地黄在美丽的外表下掩藏着剧毒，但在医学界却是治疗心脏疾病的良药。那究竟是谁发现了洋地黄的药用价值呢？这得从几百年前说起。

1741 年，威廉·威瑟灵（William Withering，1741—1799）出生于英国威灵顿，因受其父亲职业的影响，威瑟灵从小便对药物产生了浓厚的兴趣。17 岁时便跟随父亲学习做药师。威瑟灵的舅舅是一名医生，目睹了他在药物方面的天赋，认为他有做医生的潜质。于是 21 岁的威瑟灵到苏格兰的爱丁堡医学院开启了学医生

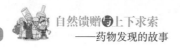

涯，毕业后成了一名乡村医生。天赐良缘，威瑟灵医生与他接诊的第一位患者海伦娜·库克（Helena Cooke）坠入爱河。因其爱人是一位花卉画家，威瑟灵便投其所好，到各地采集大量的植物和花卉，供海伦娜作画参考。与此同时，这一过程也加深了威瑟灵对植物的认识。1776 年，威瑟灵出版了《大不列颠自然生长的植物分类全集》，成了名副其实的植物学家。

据说在 1775 年，威瑟灵医生接诊了一位腿脚肿得非常严重的患者，当时威瑟灵也没什么好办法，只能遗憾地让患者回家休息。没想到几个月后，那位患者身体状况大为好转。这件事让威瑟灵极为诧异。于是他对该患者所服用的药物秘方进行了详细的调查。经过反复研究，威瑟灵发现秘方含有 20 多种药物，其中紫花洋地黄是有效的。接下来的近 10 年里，威瑟灵潜心研究洋地黄的治疗效果。他细致比较了洋地黄的茎、花、叶等在不同生长时期，经过煎煮或制成药丸后的效果。最终，威瑟灵发现用开花前采集的叶子研制成粉剂效果最显著。后来，威瑟灵医生给 160 多名患者服用了不同的洋地黄调和物，并记录了他们用药后的反应，积累了大量经验。

1785 年，威瑟灵医生基于自身研究成果，出版了著作《论洋地黄》。在书中，他指出洋地黄对猩红热和咽喉肿痛后发生的水肿尤其有效。同时，威瑟灵还强调了剂量的重要性。他确定了洋地黄的最适剂量为 1 ～ 3 格兰（1 格兰 =64.8 毫克）。此后，洋地黄类药物逐渐在欧洲被广泛应用。

1799 年，威瑟灵医生去世。为表示对他的纪念和缅怀，人们在他的墓碑上刻了一朵绚丽盛开的洋地黄花。

洋地黄强心分子——地高辛

随着威瑟灵研究结果的公布，洋地黄的作用被不断夸大，曾被用于治疗发烧、肺结核等各种疾病。直到 1835 年，一名法国医生发表论文指出：洋地黄除了能消除水肿外，还有调节心律、控制心律失常的作用。1874 年，英国著名心脏病医生劳德·布伦顿（Lauder Brunton）确定洋地黄真正的适应证为心脏病，由此开启了洋地黄用于心力衰竭治疗的历史。

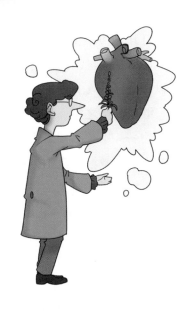

由于洋地黄药物是直接从植物中取材，因此其杂质较多，导致使用的剂量很难准确把握。治疗量接近于中毒量，剂量过低，没有效果；剂量过高，则会产生毒性。虽然威瑟灵医生在他的著作中提到过使用洋地黄可能发生的不良反应，但仍有一些患者因使用剂量不准而死亡。人们逐渐认识到，需要提取洋地黄的有效成分，才能严格控制用药剂量，防止严重不良反应发生。众多的药物学家为之探索。终于在 1874 年，德国最优秀的药物学家之一——奥斯瓦尔德·施密迪勃格（Oswaldd Schmiedebrg）从洋地黄中提纯得到一种有效的苷类强心分子，也就是现代临床称为强心苷的成分。

紫花洋地黄的叶子含有 20 余种强心苷，分布于浆液、花朵和种子中，但含量都略低。1930 年，英国葛兰素史克公司的前身宝

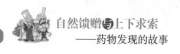

威（Burroughs Wellcome）制药公司的研究人员成功分离出几种强心苷，其中就包括地高辛。人体服用地高辛后，其结构中的苷键被打开，生成洋地黄毒苷和糖。洋地黄毒苷能够加强心肌收缩力，降低心肌耗氧量，减慢窦性心律。慢性心衰患者应用该类药物后，可以使血容量减少，减轻心脏负荷，有效缓解心衰症状。

继地高辛之后，科学家们又陆续发现了洋地黄类药物的其他衍生物——甲地高辛、去乙酰毛花苷和毒毛花苷K，均可用于急性心力衰竭救治。其中，毒毛花苷K是从夹竹桃科植物绿毒毛旋花的干燥种子中得到的各种苷的混合物，尤其适用于洋地黄无效的急性心力衰竭治疗。

和现在很多合成的药物不同，地高辛目前依然是从洋地黄植物中提取获得的。据地高辛的主要生产商葛兰素史克公司的数据显示，1吨干叶可以提取大约1千克的纯地高辛。

地高辛的使用忠告

近百年来，地高辛被广泛用于治疗心力衰竭，目前仍然是基础药物之一。

服药方法：因食物可干扰地高辛的胃肠吸收，最好在餐前30～60分钟服药；请每天固定同一时间服药，以维持血药浓度的稳定，更好地发挥药效。若发生漏服，请立即补服；但若漏服时间超过12小时，则不建议补服，在下次正常用药时间服药即可，不可因漏服而服用加倍剂量。请不要擅自停药或调整药物剂量。

安全性：地高辛有效治疗的安全范围较狭窄，即治疗量与中毒量十分接近，且个体差异大；如若服用不当，极易发生中毒。因此，在使用地高辛时，应严格按照医嘱执行，禁止自行调整剂量和更改用药次数；并建议在使用时定期到医院进行地高辛治疗药物浓度监测，确保其浓度在安全范围内，降低不良反应发生率。

在服药过程中一旦发生心脏不适，如心悸、胸闷、眩晕、头痛、失眠、口周及双手感觉异常等症状时，应立即停药，并及时至医院就诊。

储存：请于阴凉、干燥的环境中存放，并注意避光。

箭毒射猎的秘密
——筒箭毒碱

数世纪前，居住在南美洲的印第安人就会使用经蝎、毒蚁及某些植物浸膏的混合物浸泡的弓箭猎捕动物，动物经这种处理过的弓箭射中后，很快就会麻痹死亡。浸泡弓箭的物质因为有毒且附于箭上，因此被称为箭毒。而筒箭毒碱即从植物浸膏箭毒中提取出的生物碱，其右旋体具有药理活性，是临床应用最早的肌肉松弛药。那筒箭毒碱具体是怎么发现的？具有什么药理作用呢？带着这些问题，我们来开启筒箭毒碱的探索之旅。

探险家查尔斯·沃顿的收获

筒箭毒碱的发现离不开英格兰著名的探险家、博物学家、动物标本学家查尔斯·沃顿（Charles Waterton）。他在筒箭毒碱的发现过程中起到了巨大的推进作用。沃顿1782年出生于英格兰，1812—1824年，他前后四次离开英格兰前往南美洲进行探险，最主要的目标就是"收集大量最强的瓦鲁利毒药，并到达葡萄牙圭亚那的内陆边境要塞"。

在沃顿之前的探险家可能也知道筒箭毒，但是是什么原因激发了沃顿对筒箭毒的兴趣呢？这也许可以从他1839年写给诺丁汉市长的信中得到些许提示。沃顿写道他曾告诉皇家学会会长约瑟夫·班克斯（Joseph Banks）爵士关于印第安人的毒药及如何将这种毒药用于猎杀动物的事情。而身为冒险者的约瑟夫爵士却对这种毒药的毒性产生怀疑，因为基于他的了解——这种毒药杀死人类和牛等较大的动物是不够的，并提出只有亲眼看到它对人类或牛的致命影响，才会不再怀疑它的致命性。

　　1812 年，沃顿第一次离开英格兰前往南美洲进行探险。历经千辛万苦，他收集了相当数量的著名植物与毒药，目睹了印第安人如何用吹管射出箭来杀死 91.44 米外的鸟类和小动物，见证了筒箭毒的效果，还观察记录了其制造过程，并进行了各种实验。

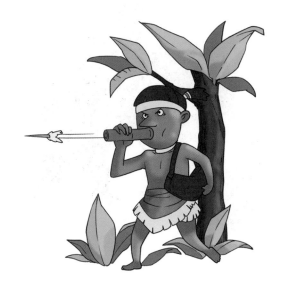

　　沃顿先在一只中型犬身上进行实验。经毒药箭射中了大腿的犬在 3 ～ 4 分钟内就开始蹒跚躺下，惨叫了一声后声音逐渐低落。在身体不能动弹之后，狗的心脏又跳动了几分钟，随后狗就死了。之后他在一只体积较大（体重 400 ～ 450 千克）的公牛身上进行了实验。给予3支毒箭后，箭的毒性很快（4分钟内）就发挥了效果，牛先是顽强地站立着，尽量保持不动，14分钟后，公牛摇摇晃晃地倒下，呼吸停止后心脏继续跳动，25分钟后才真正死亡。随后他又在一只成年家禽身上进行实验。只3分钟，家禽就倒下了，摇头晃脑，但是在努力保持姿势，第4分钟时发生了痉挛，并在第5分钟就死去了。他将成年公牛与成年家禽的实验结果对比，认为成年公牛的死亡时间更长的原因在于它的体重：由于体重较大，公牛中的毒素浓度相对于家禽较少，并因此认识到毒素与剂量/体重有关，而不是对大型动物不起作用。

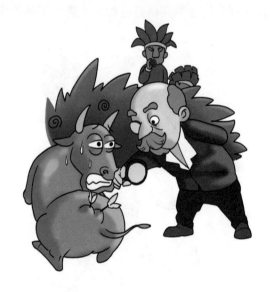

在验证了箭毒的毒性之后，沃顿想知道是否有解药。他按照印第安人的方法，即将受伤的动物浸入水中，或把甘蔗汁或朗姆酒倒进动物的喉咙。但多次尝试均以失败告终。

1813年春，沃顿回到英国。次年，他用一头母驴进行了一项实验：中了箭毒的母驴在10分钟内就"死"了，随后母驴的气管被切开,肺部用风箱通气,母驴又"活"过来了。但断开通气系统后,母驴又呈现出"死"的状态。就这样通气断气不间断地反复持续了 2 小时,母驴在通气的帮助下可以站起来四处走动,似乎既不激动,也不痛苦,最终免于中毒死亡。这证实动物在注射箭毒后进行持续的人工通气是可以存活的。后来,沃顿又在两头驴上重复了实验,证明了在患有狂犬病和破伤风的情况下使用箭毒是安全的。沃顿相信,它的"镇静和麻醉性质"将使死亡平静,没有痛苦。

沃顿对筒箭毒毒性及解救方法的探究使得他在医学历史上书写了浓墨重彩的一笔。至今,他带回的整套吹筒箭(箭筒、箭矢、箭头)还在韦克菲尔德博物馆展出。

箭毒的基本成分及药理作用揭秘

随后,数位研究者对箭毒的药理作用进行了大量探索,最终明确了箭毒能够导致肌肉麻痹。1942 年,筒箭毒开始用于临床麻醉。同时,大量研究者也试图寻找箭毒中真正发挥作用的化学物质。而作为其中的佼佼者,意大利的丹尼尔·博韦(Daniel Bovet)博士对筒箭毒碱的发现功不可没。

博韦博士是巴黎巴斯德研究所的研究人员,他认为箭毒的成分极为复杂,剂量又难以掌控,很有必要对其主要成分进行分离,然后再确定人体应用的最适剂量,这样才能保证用药安全。为此,他专程前往巴西腹地的印第安人部落之中,详细记录箭毒的分类及使用情况,用了 8 年时间,终于弄清了美洲箭毒的基本成分——筒箭毒碱。筒箭毒碱是一种右旋体生物碱,主要存在于防己科植物中。

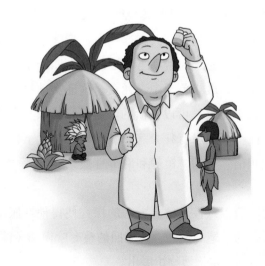

当前，人们对筒箭毒碱的药理作用已了解得十分透彻：筒箭毒碱通过竞争性阻断神经递质乙酰胆碱的除极化作用，但不激动神经肌肉接头的烟碱受体，最终使得骨骼肌无法收缩而松弛下来。

筒箭毒碱是临床上应用最早的典型非去极化型肌松药，其发现离不开历代研究者们的不懈探索，这种精神是每一个研究者应该具备的基本素质。

筒箭毒碱的使用忠告

药理作用：①肌肉松弛。筒箭毒碱口服难吸收，静脉注射后3～4分钟即产生肌松作用，肌肉松弛先从眼部和头面部开始，后波及四肢、躯干和颈部的其他肌肉，再者出现肋间肌松弛，出现腹式呼吸；如剂量过大，最终可致膈肌麻痹，患者因呼吸肌麻痹而死亡。如及时进行人工呼吸，可挽救生命，同时可用新斯的明解救。②促进组胺释放。可导致支气管痉挛、低血压、唾液分泌过多等症状。③神经节阻断作用。可使血压短时下降、心跳加快。

临床应用：筒箭毒碱用作全身麻醉辅助剂，效果较好，适用于胸腹部手术及气管插管等。

不良反应：作为临床应用最早的典型非去极化型肌松药，筒箭毒碱的不良反应较多，常用量可使心率加快、血压降低、引发支气管痉挛和唾液分泌过多，过量可导致呼吸麻痹，现临床上已很少使用。

从博士论文中走出的明星药物
——丙戊酸

癫痫（epilepsy）是多种原因导致的脑部神经元高度同步化异常放电所致的临床综合征，其临床主要表现特点：发作性、短暂性、重复性及刻板性。由于异常放电神经元的不同及涉及的范围差异，导致发作形式不同。丙戊酸是目前被临床广泛应用的一线抗癫痫药物。

从实验室溶剂到潜在新药

丙戊酸及其盐丙戊酸钠是一种古老的抗惊厥药物，从半个世纪前被研发（1967年首次作为新药上市）一直沿用至今，其新的适应证不断被发现。1882年，美国化学家贝弗利·伯顿（Beverly Burton）从缬草中提取并合成了丙戊酸（VPA）。丙戊酸是一种透明无色的液体，亲脂性高且难溶于水，作为一种研究使用的惰性有机溶剂在实验室中使用。1962年，皮埃尔·艾马尔（Pierre Eymard）在完成博士论文《测试呋喃并色酮系列衍生物的抗惊厥作用》时，发现一些提取的衍生物无法溶解在常规的有机溶剂中，后来，在穆尼耶（H.Meunier）的帮助下，艾马尔用丙戊酸成功地溶解了自己提取的呋喃并色酮系列衍生物，并成功证实了呋喃并色酮系列衍生物的抗惊厥作用。穆尼耶和他的兄弟当时创立了一个小型制药企业。不久之后，穆尼耶再次观察到香豆素化合物溶解在丙戊酸中的抗惊厥特性，他开始怀疑这种作用来自溶剂本身，于是他们的公司开始大量生产丙戊酸。

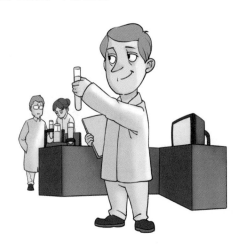

1963 年，丙戊酸钠成功地在戊四氮诱导的兔子和小鼠癫痫模型中展示了明确的抗癫痫作用。1964 年，乔治·卡拉兹（George Carraz）及其同事开展了丙戊酸钠治疗癫痫的临床研究，入组的 16 名患者大多数为难治型小癫痫或大癫痫。在试验的 7 个月中，13 例患者的癫痫发作情况得到了显著的改善。然而遗憾的是，穆尼耶兄弟的贝尔蒂埃公司没

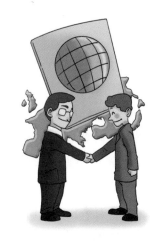

有足够的机会进一步开发这种药物。该化合物被法国制药公司赛诺菲（Sanofi）收购，并于 1967 年 6 月在法国上市。最初，丙戊酸

被认为是一种有效的抗癫痫药物，推荐的临床剂量为 400 毫克/天。1973 年，丙戊酸在德国获得批准，说明书予以更高的推荐剂量，药物治疗效果也更加明显。20 世纪 70 年代，丙戊酸被批准在整个欧洲、日本、墨西哥和南美市场上销售。

20 世纪 60 年代，抗癫痫药物品种少，多数都是偶然发现，筛选具有随机性，且药物耐药性的发生率仍然高于 30%。直到 20 世纪 60 年代末，美国国家神经疾病和失明研究所癫痫科主任基芬·佩里博士（J.Kiffin Penry）基于当时的临床现状发起一项大规模、有组织的抗癫痫药物开发项目。该项目召集了一批在抗癫痫领域受过专业研究培训的科学家，针对 2 200 多种药物进行了抗癫痫活性测定，最终得到了 7 种用于癫痫治疗的药物，并获得了临床批件。

50 项临床试验构建起丙戊酸临床一线用药地位

丙戊酸从发现到今天成为临床一线抗癫痫用药，中间经历了漫长的临床试验到临床实践的过程，其适应证、作用机制和不良反应的进一步明确也是一个漫长的过程。丙戊酸的临床试验开始于 1960 年，在 1965—1993 年针对不同类型的癫痫患者进行了近 50 项临床试验，结果证明丙戊酸对癫痫发作改善率超过 60%，并且这些入选的患者大部分采用当时的抗癫痫药物治疗无效。之后，在强直性阵挛或部分发作、全身或局部发作及复杂性局部发作或继发性全身性强直阵挛发作患者中对比了丙戊酸钠的抗癫痫疗效，结果明确了丙戊酸对不同类型的癫痫患者均具有治疗作用。

尽管有大量临床研究证实丙戊酸对癫痫有着良好的治疗效果，但科学家们仍没有停下探索的步伐，继续追求研发出治疗效果更好的药物。20 世纪 80 年代，卡拉兹及其同事基于丙戊酸明确的抗癫痫证据的情况下，决定在此基础上合成丙戊酰胺，他们认为改构后得到的丙戊酰胺脂溶性强于丙戊酸，因此丙戊酰胺能更好地透过血脑屏障到达脑部，从而达到更强的抗惊厥效果。在后续动物模型研究中，丙戊酰胺果然展示出了更强的抗抽搐效应。出乎意料的是，在随后开展的丙戊酰胺和丙戊酸抗惊厥作用比较的系列临床试验中，研究者们发现丙戊酰胺与丙戊酸对于情绪障碍患者有明确的抗抑郁效应。与此同时，德国的科学家也在有癫痫的精神病患者治疗中发现丙戊酰胺有明显的抗躁狂效应。后续临床试验中进一步证实了双丙戊酸治疗（丙戊酸和丙戊酸钠）在抗双向情感障碍中的安全性和有效性。2007 年，我国国家食品药品监督管理局（现国家市场监督管理总局）批准丙戊酸钠用于治疗双相情感障碍。

　　在一些伴随偏头痛发生的癫痫患者中，多项临床试验发现在丙戊酸钠治疗后，患者偏头痛发作的频率、严重程度和持续时间均有所减少。2005 年，在一项 Ⅱ 期临床研究中，对偏头痛患者静脉注射丙戊酸或阿司匹林，丙戊酸抑制偏头痛发作的效果与阿司

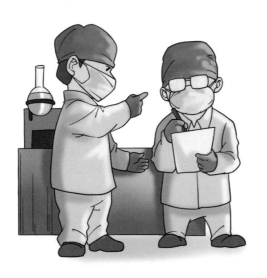

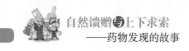
匹林相当，后续系列临床试验也证实了丙戊酸能用于预防偏头痛发作，由于丙戊酸有很长的临床使用历史，并已经获得了其他两种适应证的治疗许可，因此，相较于别的创新药物，丙戊酸很容易地获得了新增抑制偏头痛适应证的临床批件。

丙戊酸的使用忠告

在服用丙戊酸期间，应避免饮酒，因为饮酒可加重镇静作用。为防止突然停药的戒断反应，避免自行停用药物，需要在医生或药师指导下逐渐减量。丙戊酸常见的不良反应为恶心、呕吐、食欲减退，饭后服用或逐渐加量可减轻以上反应。丙戊酸可能引起血清碱性磷酸酶和氨基转移酶升高，服用期间应定期监测肝功能。

一粒芹菜籽的 30 年逆袭之路
——丁苯酞的研发故事

《本草纲目》中记载，芹菜具有平惊、凉血的功效。为从古人朴素的用药经验中发掘现代药物，我国科学家自 1978 年从芹菜籽分离出丁苯酞后，在一代代优秀科学家的持续努力下，历经 30 余载，终于研发出我国脑血管领域第一个拥有自主知识产权的国家 I 类新药——丁苯酞，为缺血性脑卒中患者带来更多救治机会与希望。

初出茅庐立志向

芹菜籽"小菜菜"是一名普普通通的初中生，瘦瘦的小个子，比不上他修长又挺拔的父母，可他从小就怀有一个梦想，立志长大后成为一位有名气的科学家，让别人都以他为榜样，都为他而骄傲！

"小菜菜"的"科学梦"来自他的邻居青蒿大哥，青蒿大哥在屠呦呦教授的带领下，克服种

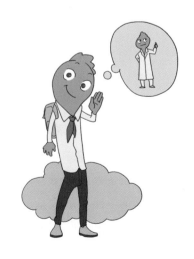

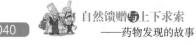

种困难，最终追寻到可以治疗疟疾的青蒿素。因为青蒿素治好了很多人的疟疾，挽救了众多生命，屠呦呦教授还成为中国首位诺贝尔生理学或医学奖获得者！这可是"小菜菜"最大的梦想！

　　有一天，"小菜菜"听说民间验方"用出海帆船的帆布与芹菜籽一起熬水喝"可以治疗癫痫，他立马满怀希望赶到了中国医学科学院。

　　"我就想和这里的科学家一道，解开芹菜籽治疗癫痫的秘密！我能吃苦！"

实验室中的小小"演奏家"

　　"小菜菜"跟随杨峻山研究员开展艰苦的实验。尽管他们每天都沉浸在瓶瓶罐罐的叮叮咣咣声中，但每个人都很享受这动听又美妙的科学交响乐！

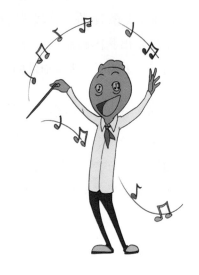

　　不久，丁苯酞被从芹菜籽中分离出来。"小菜菜"小心翼翼地把它们倒入烧杯，捧起来，轻轻地晃着，入迷地盯着白炽灯下折射出的七彩光晕。

　　"这是一种油状液体，完全不溶于水！""小菜菜"一边小声念着，一边认真地记录着所有宝贵的实验参数。那些枯燥的数字在"小菜菜"眼里就像是五线谱上的小音符，他感到自己就是位小小音乐家，正谱写着属于自己的华丽乐章。

　　2年后，课题组杨靖华教授带着"小菜菜"确定了丁苯酞的结构，也首次人工合成了消旋 -3- 正丁基苯酞。为了这些来之不易的成果，科学家们和"小菜菜"没少吸入和接触化学试剂，可他们依然乐此不疲。

"淡黄色，还有淡淡芹菜的香味！""小菜菜"额头上挂满汗珠，脸上堆满了开心的笑容，因为他离临床研究只有一步之遥！

宝剑锋从磨砺出

"可是丁苯酞治疗癫痫的治疗剂量和中毒剂量太接近了！这样拿去使用，患者会有安全隐患！我们决不能冒那样的险！"科学家们和"小菜菜"眉头紧锁，表情凝重，虽然他们已经努力了一千多个日日夜夜，已经付出了无数的心血。

"一条路走不通，是不是还有其他道路？癫痫与脑卒中存在一些共同点，那我在缺血性脑卒中方面试试也许能够成功！当年屠呦呦教授和青蒿哥哥不也是吃了许多苦才终成正果吗？"

于是，科研团队开始在冯亦璞研究员的带领下朝着丁苯酞治疗缺血性脑卒中的方向进发。

此时，距"小菜菜"开启"科学梦"已 8 年之久，他也从一个不起眼的小不点长成俊俏挺拔的小伙子，青春洋溢的面庞，像极了他的父母；科学家们的青丝渐渐化为白发，皱纹也悄悄嵌入额头，但岁月的流逝改变不了他们的初心，每一位团队成员愈加自信，相信他们正走在正确的道路上。

随着一个接一个实验的设计和完成，科学家们和"小菜菜"积累的数据越来越多，实验记录本也越堆越厚。"小菜菜"稚嫩的小手也慢慢变成布满老茧的大手。

又 7 年时光，科学家们带领"小菜菜"一起努力，一同开展丁苯酞基础药理研究和动物实验，逐步解决软胶囊胶皮最佳配比、

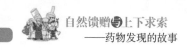

压丸参数、胶液最佳黏度控制范围等问题，寻找最合适的软胶囊包衣材料和容器包材。他们不断克服前进道路上的各种困难，终于成功申请到丁苯酞用于治疗脑血管疾病的专利，丁苯酞的"成药"之路终于初现曙光。

"我们只是确认了丁苯酞'成药'道路上的一个基本问题，后面的道路上还有更多困难！""小菜菜"用坚定的语气鼓舞着科研团队，他已经成长为一名年轻科学家。

接下来，他们一步步准备资料申报丁苯酞Ⅰ期临床研究和国家自然基金重大项目。3 年过去，团队前进的道路越来越宽广，志同道合的朋友也越来越多。

随着Ⅱ、Ⅲ期临床研究的开启，科研团队遇到了各种各样的临床问题，它们看似简单，解决起来却烦琐复杂，5 年的时光沉淀又使团队成员们积累了丰富的实践经验。

得益于此，丁苯酞软胶囊终于在随后 3 年内完成Ⅳ期临床研究，取得正式生产批件。这是市售唯一的 3 年效期的软胶囊产品，更是我国脑血管病治疗领域第一个拥有自主知识产权的国家Ⅰ类新药。

一路走来，丁苯酞的"成药"之路已经近 24 年！回眸一望，团队还是那个团队，科学家们却在不断变化，"小菜菜"已经成长为"大菜菜"，他身后更有一群接棒的"小小菜"！

扬帆再起航

"急性脑卒中第一时间用药很重要，超过 50% 的患者有吞咽功能障碍，我们还要再接再厉，研发出丁苯酞注射剂，争取让更多患者用上这种好药！""大菜菜"语气坚定，他已经成长为研发团队的中坚力量，而他身边那群"小小菜"朝气蓬发，摩拳擦掌，像极了当年的"小菜菜"！

　　为了研发丁苯酞注射液剂型，"菜菜"团队们在实验室继续埋头寻找丁苯酞的助溶剂。多少次的摸索、重复、失败、再重复后，科学家们终于确立了羟丙基 –β– 环糊精分子包合技术。有了它，油性的丁苯酞可以更好地溶解在水中，药性更加稳定，安全性更高。环糊精本身也可以增加胆固醇的溶解度，辅助丁苯酞治疗。

　　5 年的时光悄悄溜走，研发道路上的困难也一个个被解决，丁苯酞注射液终于成功上市。

　　"丁苯酞药物在国内上市并不是终点，还有很多与丁苯酞有关的问题等待着我们去探索和研究。我们更要走向国际，让全世界知道和用上我们中国的原研药，让丁苯酞挽救更多患者生命。"

　　30 年光影弹指一挥间，丁苯酞在简陋的实验室中被提炼、被合成，又在明亮洁净的现代化厂房中制成软胶囊和注射剂，这一路凝聚着无数的欢笑与泪水！

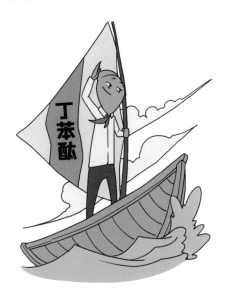

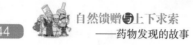

我们是幸福的，因为这世上有着越来越多安全有效的药物，让我们、我们的亲人与朋友有着健康的生活。我们应铭记那些默默付出的科研前辈，是他们的坚守与奉献，让更多源自中医药验方的中国原研药被发掘，让我们的民族瑰宝在发展中大放异彩！

丁苯酞制剂的使用忠告

随着我国经济不断发展和人民群众生活水平持续提高，我国人均预期寿命不断增长，脑卒中发病率也随之增加。急性缺血性脑卒中具有发病率高、死亡率高和致残率高等特点。由于溶栓治疗有严格的"时间窗"和较多禁忌，一旦错过，应尽快开展其他药物治疗，以获得最佳疗效。

丁苯酞主要用于脑梗死急性期，建议发病 48 小时内开始使用，对进入稳定期的脑梗死和陈旧性脑梗死不建议长期使用。如果脑梗死导致了吞咽障碍，可以选择注射给药。丁苯酞本身为芹菜挥发油中的成分，因此对芹菜过敏者禁用。

第二篇

鬼斧神工的艺术
——化学合成时代

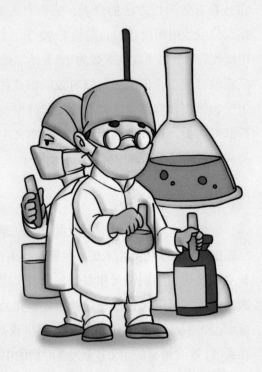

从疟疾中拯救人类
——奎宁的故事

奎宁，又名金鸡纳碱，是从茜草科植物金鸡纳树及其同属植物的树皮中提取得到的生物碱。谈到奎宁，则必然要从疟疾说起，在已有有效治疗方法的今天，疟疾对人类的危害已经大大降低。据世界卫生组织统计，目前仍有 92 个国家和地区处于疟疾高度和中度流行区，每年发病人数为 1.5 亿人，死于疟疾者超过 200 万人。疟疾没有疫苗，但药物可以有效防治这种疾病。常见的药物包括奎宁、氯喹和青蒿素。但在历史长河中，疟疾在很长一段时间内折磨着人类，让人们闻风色变。而本文主角奎宁的出现，则把人类从疟疾的泥潭深渊中解救而出。

困扰人类的疟疾

疟疾是由一种单细胞寄生虫——疟原虫感染导致的疾病，而疟原虫是经蚊子传播给人的。疟疾在我国古代也被叫作"打摆子"，其主要表现为周期性规律发作，全身发冷、发热、多汗，长期多次发作后，可引起贫血和脾肿大。早在公元前二世纪至公元前三世纪，古罗马的文学作品中就已经出现对疟疾这种疾病的描述。在我国，现存最早的、成书于先秦时期的中医理论著作《黄帝内经》

也有对疟疾的详细记载。

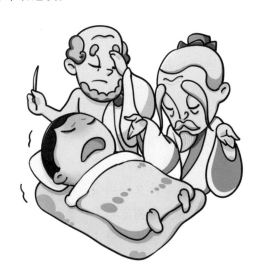

　　古时人们对疟疾不甚了解，往往会认为这种疾病是上天降临的惩罚。苏美尔人认为疟疾是瘟疫之神涅伽尔带来的，古印度人则将这种传染性和致死率极高的病称作"疾病之王"。当时人们无法确认疾病的传染源，大都认为疟疾是通过空气传播的。我国古代则认为疟疾与季节气候、环境有关，《周礼·天官》记载"秋时有疟寒疾"，之后《礼记》有"孟秋行夏令，则民多疟疾"的记载。

　　在治疗疟疾的药物被发现以前，古人采取了多种手段来对抗这种疾病，但收效甚微。罗马名医克劳迪亚斯·盖伦（Claudius Galenus）认为疟疾是体液不平衡所导致的，采用放血和催泻疗法即可治愈，然而身患疟疾的患者本身身体就非常虚弱，采用这种"治疗手段"除了加快他们的死亡并没有产生好的效果。传统中医则认为祛邪截疟是治疗疟疾的基本原则。在诊断为疟疾后，根据疟疾证候的不同，对症下药，即可截疟。尽管世界各地的医生做出了不懈努力，但是事与愿违，不论在中国还是其他国家，只要当地气候

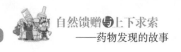

潮湿炎热，疟疾就时常发作，因此亟需一种药物来治疗这种疾病。

奎宁的起源

奎宁的真实历史起源尚未得到证实。相传印第安人用金鸡纳树皮泡水来治疗发热高烧，也就是现在的疟疾。17 世纪疟疾在南美洲十分猖獗。西班牙殖民者征服了南美秘鲁的印第安人，却无法制服疟疾这种传染病，很多人最终不治身亡。当时，时任秘鲁总督的西班牙人辛可伯爵的夫人安娜·辛可（Ana Cinchon）患了严重的疟疾，她的印第安侍女卓玛负责照料。出于好心，卓玛在给夫人服用的汤药中加投了树皮粉末。幸运的是，正是这个树皮粉末挽救了她的生命。西班牙人得知了树皮的秘密，将其带回欧洲，而且将这种树皮称为"秘鲁树皮"和"耶稣树皮"。

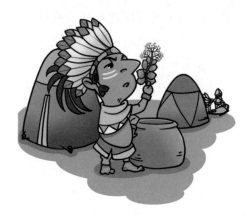

随后，瑞典科学家林奈（Linnaeus）研究了这种树，并把这种树皮以总督夫人的名字命名为辛可那（Cinchona），制成欧洲著名的解热药，辛可那的汉译为"金鸡纳"。金鸡纳树皮虽然治好了许多疟疾患者，但大家一直不清楚其有效成分是什么。直到 1820 年，法国药剂师约瑟夫·卡文图（Joseph Caventou）和皮埃尔·佩尔蒂埃（Pierre Pelletier）率先从金鸡纳树皮中提炼得到了奎宁单体，并用于疟疾的治疗，后来奎宁被证实就是存在于金鸡纳树皮中的抗疟疾有效成分。奎宁在欧洲人对非洲的殖民化过程中发挥了重要作用。一位历史学家曾说："正是奎宁的功效为殖民者提供了涌入黄金海岸、尼日利亚和西非其他地区的新机会。"直到第二次世界大战之后，奎宁仍然是首选的抗疟药。

天然奎宁的来源有限，仅存在于南美和东南亚等地区的茜草科金鸡纳属植物中，因此化学家希望通过合成奎宁的方式来解决药物短缺的问题。奎宁的结构式直到 1907 年才被确定，之后许多科学家尝试用多种技术手段来合成奎宁。德国化学家保罗·拉贝（Paul Rabe）在奎宁的合成过程中做出了重要贡献，1944 年鼎鼎大名的诺贝尔奖获得者罗伯特·伯恩斯·伍德沃德（Robert Burns Woodward）合成了奎宁的前体奎尼辛，1970 年罗氏公司采取与伍德沃德相似的合成策略实现了奎宁的全合成。但是通过化学技术手段合成奎宁的方法过于复杂，提供临床应用则成本太高，与从天然来源分离奎宁相比，不具经济性，因此金鸡纳树仍然是奎宁经济实用的来源。

奎宁趣事

谈到奎宁，还有一个有趣的故事。1693 年，康熙帝患上疟疾，御医开的中药都无济于事。当时法国传教士洪若翰等献上"灵药"金鸡纳霜，也就是金鸡纳树皮粉末，康熙帝服用 2 天就药到病除，为此康熙帝还特许这些传教士在中国传教。金鸡纳霜在清朝的文献中被记载为"金鸡挐"，由于药物难得，又治好了皇帝的病，此药成为几乎专供皇室使用的宝药，民间罕见。无独有偶，康熙帝的臣子曹寅后来也得了疟疾，只是扬州离北京路途遥远，曹寅还

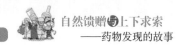
没有等到良药就已经一命呜呼。

奎宁的发现和应用历史，反映了人类同疟疾斗争的抗争史。在对疟疾真正发病原因不了解的时代，人类付出了惨重的代价，无数人失去了宝贵的生命，而金鸡纳树和奎宁的出现，打破了人类面对疟疾无所适从的局面。可以说，奎宁的出现，在一定程度上改变了历史发展的进程；另外，从金鸡纳树发现奎宁的历史过程也告诉我们，大自然的奥秘就蕴含其中，只是等我们去探索发现。

奎宁的使用忠告

奎宁虽然在人类对抗疟疾的过程中发挥了至关重要的作用，即使现在也仍然作为治疗疟疾的常用药物。但是，奎宁本身毒性非常大，一旦中毒，会导致呼吸麻痹而死亡。所以无论是服用剂量，还是服用时间，一定要听从医生建议，不要自己随意增减。

一波三折的药物研发之路
——碳酸锂

碳酸锂作为一种无机化合物，多用于玻璃、搪瓷等制造，亦可用于合成橡胶、燃料等。随着科技的发展，碳酸锂由于可生产成半导体，合成智能芯片，才逐渐出现在人们的视线里。然而，大家不知道的是，它曾经作为一种首创药物来治疗双相情感障碍。双相情感障碍是指患者既有躁狂发作这种行为的表达，又有抑郁发作的一类情感障碍（心境障碍）。临床上，难以发现及诊断双相情感障碍，流行病学调查表明国外双相障碍患病率为1%～3%，但是相较于其他精神类疾病，双相情感障碍确诊率和就诊率都相对较低。碳酸锂作为一种稳定情绪的经典药品，可以在抑郁阶段减少抗抑郁药品的使用，也能减少患者在躁狂和抑郁之间发作的时间和次数。

碳酸锂的发现

锂盐最早用于痛风治疗。1847年，英国医生奥菲德·伽罗德（Alfred Baring Garrod）在痛风患者的血液中发现了尿酸，于是开始研究碳酸锂治疗痛风及其并发症。1859年，伽罗德发表了相关论文，由此碳酸锂被写进了医学课本里。因为当时的治疗手段贫乏，

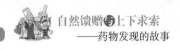
痛风带来的剧痛可能会让患者精神分裂。

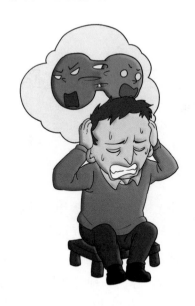

碳酸锂被遗忘

　　锂盐最早跟治疗精神疾病搭上关系可能要追溯到 19 世纪 70 年代。1870 年，美国费城神经科医师希拉斯·韦尔·米契尔（Silas Weir Mitchell）建议将溴化锂作为抗惊厥药及助眠药，随后推动该药治疗 "一般性的紧张不安"。纽约贝尔维尤医学院教授威廉·翰墨德（William Hammond）是美国军队里神经学的教授，就职于纽约的一家医院。在 1870 年，他第一次用锂的溴化物缓解了急性精神分裂。在他撰写的 "神经系统论述" 中将急性精神分裂定义为有急性躁狂和急性抑郁两个表现，这也为后来对精神分裂症的定义奠定了基础。在他多次实验后，他也建议将锂的剂量增加到 0.6mg，如果短时间内症状没有缓解，需要重复 2～3 次初始剂量，然后再慢慢降低治疗剂量。1871 年，翰墨德首次推荐使用锂盐治疗躁狂症。

在同时期的丹麦，精神科医师弗雷德里克·兰格（Frederik Lange）也开始使用锂盐，但目的有所不同——预防内源性抑郁。最终共有 35 名患者使用了碳酸锂。兰格的兄弟、哥本哈根大学病理学教授卡尔（Carl）在 19 世纪中期首次将锂盐引进丹麦，但他本人鲜有相关论著。

由于当时锂盐的"主业"仍是治疗痛风，美国及丹麦人对锂盐治疗精神分裂症的早期工作很快被遗忘。直至 20 世纪前 50 年，精神科文献几乎没有提到锂盐。

从小鼠到人体的跨度

约翰·凯德（John Cade）发掘了锂盐作为精神科药物的应用价值。1947 年，凯德猜测躁狂患者的精神兴奋可能与尿酸相关，于是将治疗痛风的锂盐试用于躁狂治疗。他认为患者处在躁狂阶段时并不是被外部物质入侵了，而是患者自身体内物质的失衡，他做了一系列动物实验来验证他的猜想。

他给精神躁狂实验鼠注射不同浓度的尿液，结果小鼠有不同的生理反应甚至死亡。从这个研究可以证明人体自身产生的物质可能会致命。接下来，他想寻找锂的致毒浓度，因此调节了不同浓度的尿酸锂（当时的技术限制，无法定量提取碳酸锂，所以用尿酸锂进行实验）。当凯德用了 0.5% 高浓度尿酸锂向躁狂的小鼠进行注射之后，小鼠近 2 小时没有做

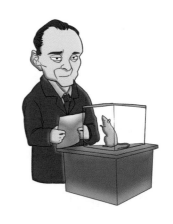

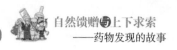

出任何刺激反应，可能是 0.5% 超出了正常浓度，具有一定的神经毒性。

虽然现在看来直接从小鼠到人体的跨度很大，但在当时凯德立刻开始了他的临床试验。那时候澳大利亚有两个很大的慢性病中心，大约有 500 个精神科患者，主要的治疗手段有镇静疗法和胰岛素休克治疗。他征集了 10 名躁狂症、6 名精神分裂症和 5 名抑郁症患者。他发现锂元素对所有躁狂症和精神分裂症患者都有不同程度的缓解作用，但是对抑郁症患者没有明显的改善作用。然而凯德缺乏检测血液中锂浓度的手段，所以我们没有办法确定当时患者体内的药物浓度。凯德把大量的时间和精力花在了临床验证上，却很少涉及锂的药理作用机制和神经学相关的研究。1949 年，凯德将研究结果发表在学术期刊上。后来，该研究成为整个精神病学历史上引用最为广泛的文章之一。

登上精神科舞台

抗精神病药物治疗经历了 3 个阶段。第一阶段是 20 世纪 30 年代的胰岛素休克疗法；第二阶段为 20 世纪 50 年代的氯丙嗪和碳酸锂的问世，奠定了抗精神病药物使用的基础；从 20 世纪 80 年代以来，医药行业快速发展，我们进入了抗精神病药物发展的第三阶段，由于非典型抗精神病药物的开发，精神疾病的治疗迈上了新的台阶。

在 1970 年，凯德在文章中写道："从实验小鼠到临床验证看起来似乎是一条很长的路，随着实验的不断推进，我们一直被希望引领着，我们做的所有实验结果也都说得通。另外一个猜想是锂是人体内可追溯的元素，由于锂元素的缺乏才导致了一系列的精神症状。"不管过程如何，凯德敏锐的实验发现和临床验证，开始了锂元素在临床常规使用的先例。

当然，锂的临床推广也受到了一些阻力。锂元素有一些致死案例，如澳大利亚就有两个患者因锂元素致死，其中一个还是凯德管理的患者。由于锂元素有很高的毒性，当时人们无法分辨是因为锂元素的毒性还是药物制剂辅料致毒的。1949 年，美国 FDA 禁止了锂药品的辅料使用，直到 1970 年含锂药品的辅料才通过了安全验证。

碳酸锂是一个天然产物，有的人可能会认为这些患者体内缺少锂这个元素，我们需要补充锂来治疗精神分裂症，其实这两件事并没有直接的关系。在过去的 50 年里，精神分裂症患者一直使用碳酸锂来治疗疾病，但是没有人明白背后的原理。有一些研究表明锂这个元素在人体吸收后，会影响神经递质、神经元受体和脑细胞里的其他化学物质。

神经递质和精神状态有直接的关系。神经递质储存在神经元的末端，当大脑发出信号时，电流顺着神经细胞传达到神经末端，当神经元末端受到电流刺激时，会释放储存的神经递质。这些神经递质释放到神经突触里面，其中一部分会和下一个神经细胞的受体结合；没能和受体结合的神经递质会被上一个神经细胞回收。现在已知的神经递质有 5- 羟色胺、去甲肾上腺素、多巴胺、乙酰胆碱、γ- 氨基丁酸（GABA）、谷氨酸盐。碳酸锂里面的锂元素会和这些神经递质发生反应，并影响这些神经递质的活性。

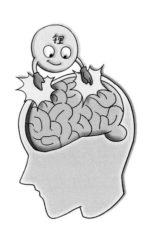

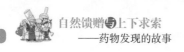

锂元素的发现及临床应用可以说是像过山车一样的一波三折。这里面从发现到使用，中间沉默了一段时间后又重新使用，到现在不断改良。关于化学成分物质在人体里作为一种神经递质来左右人的心理和精神，这一新的发现横跨了两个世纪，然而还有很多没有发现的问题需要我们去解决。

碳酸锂的其他用途

除了双相情感障碍之外，碳酸锂还可以用于治疗单相的抑郁症。因为锂可以通过和谷氨酸盐受体结合来稳定情绪。碳酸锂还用于一些脑细胞自然或非自然凋亡的研究中，如果碳酸锂可以保护脑细胞的正常存活，也许将来可以拓宽适应证，如阿尔茨海默病或帕金森病。

碳酸锂的使用忠告

就像其他上市的药品一样，碳酸锂也有一系列的不良反应和注意事项。特别是锂这种重金属会造成急性和慢性的不良反应，如手抖、尿频、口渴、腹泻、呕吐等。为了避免这种情况发生，碳酸锂的使用一定要谨遵医嘱，不可随病情的恶化或好转自行加药或停药。

此外，还需要进一步研究碳酸锂在 12 岁以下的儿童中使用的安全性。大于或者等于 12 岁的儿童可以参照成人剂量给药。在老年人群中，我们需要密切关注患者的肾功能，如果患者的肌酐清除率在 30 毫升 / 分～ 89 毫升 / 分，需要减少剂量；如肌酐清除率小于 30 毫升 / 分，患者不应该使用碳酸锂。同时患者应该采取低钠饮食。

医药跑道的马拉松选手
——阿司匹林

翻开老人们家里的小药箱，里面很可能有一个不起眼的小药瓶，上面写着"阿司匹林"。瓶内装着普通的白色小药片，瓶外的包装也很简单。但这个药物的故事却没有那么简单。就像武侠小说一样，真正的高手往往不显山露水，却身怀绝技，我们今天的主角——阿司匹林，同样也有着一段传奇故事。

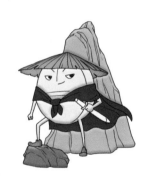

阿司匹林的历史起源

谈到阿司匹林，还要从柳树说起，因为用于合成阿司匹林的原材料水杨苷就蕴藏其中。早在公元前2000多年，古埃及人就开始用柳树来治疗疼痛和炎症。公元前5世纪，希腊医生希波克拉底（Hippocrates）发现，柳树皮可以减轻妇女分娩时的疼痛，甚至还能起到退烧的作用。到了18世纪，英国小镇的牧师爱德华·斯通（Edward Stone）发现柳树皮对疟疾、发热等病症有着神奇的疗效。然而，令人遗憾的是，数千年来人们对柳树镇痛的认识止步

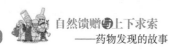
于此。直到 1826 年，慕尼黑大学药剂学教授约翰·毕希纳（Johann Buchner）第一次从柳树中提炼出少量的、带苦味的晶体，他将这种物质命名为水杨苷。1838 年意大利人拉法莱埃·皮里亚（Raffaele Piria）从晶体中提取到更强效的化合物，并命名为水杨酸。1859 年，德国科学家赫尔曼·科尔贝（Herman Kolbe）医生研究出了成熟的人工合成水杨酸的方法，之后这个方法被他的学生弗里德里希·冯·海登（Friedrich Von Heyden）继承，后来鼎鼎大名的海登化学公司就此诞生。

此时，阿司匹林的诞生已近在咫尺。1876 年，邓迪皇家医院医生麦克拉根（Maclagan）在《柳叶刀》上发表了首个含有水杨酸盐类的临床研究，该研究发现水杨酸能缓解风湿患者的发热和关节炎症。19 世纪末，水杨酸作为治疗风湿和关节炎的药物在欧洲广泛使用。尽管水杨酸能够缓解患者的症状，但是同时也带来了令人难以承受的副作用——伤胃。如果水杨酸的这一缺点能够解决，一定能更好地造福人类，也一定会产生更广阔的市场和巨大的商业价值。1895 年，刚成立不久的德国拜耳公司，希望通过寻找水杨酸的衍生物，来降低它的副作用。年轻的菲利克斯·霍夫曼（Felix Hoffmann）接受了这一任务，而当时，他的父亲正深受关节炎的折磨，但由于水杨酸的副作用又无法坚持服药。一边是公司交付的艰巨任务，一边是亲人的病痛折磨，无论是公司的信任，还是亲人的期盼，霍夫曼都深知自己一定要克服这个世界难题。功夫不负有心人，1897 年 8 月 10 日，霍夫曼成功研制出乙酰水杨酸，乙酰化的水杨酸保留了水杨酸的药效，同时大大降低了其副作用。正所谓"打虎亲兄弟，上阵父子兵"，他的父亲成了他研发药物的临床试验志愿者。1899 年，阿司匹林（乙酰水杨酸）正式上市，"一代神药"就此登上历史舞台。

阿司匹林的功效

起初，阿司匹林被用于治疗关节炎引起的疼痛，以及流感导致的发热。之后，人们又发现阿司匹林还具有抗血栓的作用，以及预防心血管疾病的功效。因此阿司匹林不仅是日常生活中一种常用的解热镇痛药，也逐渐成为心血管病防治的健康卫士。现代研究结果表明，不同剂量的阿司匹林有着不同的功效：小剂量阿司匹林（75～300毫克/天）具有抗血小板聚集、抗血栓的作用，用于预防心血管疾病；中等剂量阿司匹林（500毫克/天～3克/天）具有解热镇痛效应，用于退热和止痛；而大剂量阿司匹林（超过4克/天）则具有消炎及抗风湿作用，用于风湿性疾病的治疗。

为什么不同剂量的阿司匹林发挥的作用截然不同呢？是因为当剂量较小时，阿司匹林主要表现为抑制血栓素 A2 的合成，从

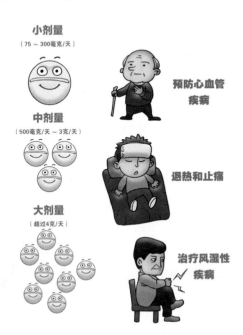

小剂量
（75～300毫克/天）

预防心血管
疾病

中剂量
（500毫克/天～3克/天）

退热和止痛

大剂量
（超过4克/天）

治疗风湿性
疾病

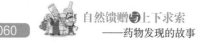

而抑制血小板的释放和聚集，临床上被用于预防心脑血管疾病的发作。而当剂量增大时，阿司匹林主要以抑制前列腺素生成为主，通过抑制体温中枢前列腺素的合成与释放，增强散热过程，达到解热作用；通过抑制前列腺素、组胺等引起炎性反应的物质的生成，阿司匹林可以发挥镇痛、抗炎和抗风湿的作用。

阿司匹林的巨大贡献与传奇之路

回顾人类历史，阿司匹林多次对人类健康做出巨大贡献，是历史最悠久的药物之一，可以上溯到古埃及时期最古老的医学文献——《埃伯斯纸草文稿》收录的镇痛治疗方法和古苏美尔人的泥板记载的关节炎治疗方法。在与病魔的抗争中，阿司匹林具有可以彪炳史册的辉煌成绩。1918 年，在世界范围内爆发了"流感瘟疫"，逾 10 亿人感染，导致约 5 000 万人死亡，这个数字远远超过第一次世界大战的死亡人数。在当时，阿司匹林有效地阻止了疫情导致的大规模的人口灭亡，也抚慰了人们饱受战争和病痛折磨的心灵。而阿司匹林的神奇之处，不仅仅在过去，现在也依然给人类带来惊喜，堪称医药史上的"不老神话"。当今时代，医药研发技术进步，药物的更新换代令人眼花缭乱，无数药品匆匆登场，又黯然离去，阿司匹林历经沧桑，却始终能够矗立于时代这艘大船，关于它的研究不断推陈出新，从而使其功效历久弥新，被誉为"医药界的传世经典"。随着对其研究的逐步深入，其临床应用范围也不断拓展。如阿司匹林能够降低急性心肌梗死（简称心梗）的死亡风险，对心脏病、癌症、

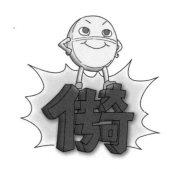

偏头痛、不孕症、阿尔茨海默病等均有防治作用，而且其新的药效至今都在不断被发现。

自 1898 年面世以来，阿司匹林已应用百年有余，它与青霉素和安定一同成为医药史上三大经典药物，至今仍是世界上应用最广泛的解热、镇痛和抗炎药。人类在前赴后继地努力挖掘了逾千年之后，发现阿司匹林在其他疾病防治方面仍有取之不尽、尚待开采的宝贵资源。关于阿司匹林的研究远没有结束，而阿司匹林也给人们带来一次又一次的惊喜，在医药史上续写着不朽的传奇。

阿司匹林的使用忠告

尽管阿司匹林是一个历史悠久的经典药物，时间证明了它良好的防治作用和安全性，但是在使用中依然要小心其引起的一些副作用。

（1）阿司匹林具有抗血小板凝聚的作用，过量服用可能会产生自发性出血，比如刷牙的时候会有牙龈出血等现象。

（2）尽管阿司匹林相较于之前的水杨酸，已经极大地降低了其对胃肠道的刺激和损伤，但是依然有较常见的消化道反应，主要为恶心、呕吐、上腹部不适或疼痛。如果长期服用，要注意消化道出血的风险，大家可以通过大便颜色判断，如果大便变黑，就需要特别注意消化道出血的可能；或者定期进行大便潜血和血常规检测。

（3）目前用于心脑血管疾病的阿司匹林一般是肠溶片，最好是餐前服用。因为在空腹和相对空腹状态下服用，可大大缩减阿司匹林在胃内的存留时间，从而减轻对胃黏膜的损伤。而普通的阿司匹林片，为减少胃肠道刺激，一般在餐后服用。

化学改构建立的镇静催眠大家族
——巴比妥类药物的诞生

　　睡眠是机体对脑和整个神经系统的良好调节，古人曾用阿片、曼陀罗及酒来对抗失眠，但真正的镇静催眠药物起源于 19 世纪，依次出现了溴化物、水合氯醛、三聚乙醛。直到巴比妥类药物的出现，才彻底改变了临床应用格局。

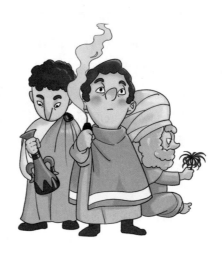

意外的惊喜

　　1864 年 12 月 6 日德国著名科学家阿道夫·冯·拜尔（Adolf

Von Baeyer，1835—1917）利用丙二酸二乙酯与尿素反应合成了巴比妥酸，这是一种极为重要的前体药物，尽管巴比妥酸本身没有催眠作用，但它的发现极大地推动了镇静催眠药物的研究进展。令人遗憾的是，拜尔并没有发现它的药物用途，而是把它放在了一边。于是，发现巴比妥酸盐的药用价值的重任，就落到了他的学生赫尔曼·埃米尔·费歇尔（Hermann Emil Fischer，1852—1919）身上。1902 年，费歇尔制备出二乙基巴比妥酸，这是巴比妥酸的一个衍生物，其好友约瑟夫·冯·梅林（Joseph von Mering，1849—1908）医生在狗身上进行药理实验时发现了它的催眠作用。1904 年拜耳公司将二乙基巴比妥酸投入市场，商品名定为佛罗拿（Veronal），它迅速成了当时最有效的催眠药。随后，药物化学和药理学的研究者们根据化学改构合成了数千种巴比妥酸类化合物。1911 年第二种巴比妥酸类化合物——苯巴比妥被合成。1912 年苯巴比妥，商品名鲁米那（lumina），作为抗癫痫药物上市，在随后的临床试验中，科学家们发现苯巴比妥起效快、疗效好、毒性小和价格低廉，可以静脉注射、肌内注射，或口服给药，用于治疗失眠症、焦虑症及手术前辅助麻醉。之后临床研究表明，苯巴比妥被发现可以有效降低新生儿黄疸。由于新生儿肝脏功能不健全，经肝脏清除胆红素速度较慢，会引起血液中的胆红素蓄积，形成新生儿黄疸。而苯巴比妥可以诱导肝细胞微粒体的细胞色素 P450 活性增加，药物代谢酶能力增强促进了新生儿自身胆红素的代谢加速，降低了血液中胆红素蓄积的程度，进而使黄疸消退。直到 20 世纪 50 年代，蓝光光照疗法取代了苯巴比妥药物治疗。

不同种类的巴比妥类药物的诞生与流行

巴比妥类药物可根据取代的烃基基团不同、镇静催眠药效作

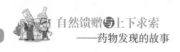
用时长不同及起效快慢的不同分为长、中、短和超短作用时间四种类型，目前临床常用的有十多种，代表药物有长效药物，如苯巴比妥；中效药物，如异戊巴比妥；短效药物，如司可巴比妥；超短效药物，如硫喷妥钠。

巴比妥类药物作用于γ-氨基丁酸（GABA）。作为中枢神经系统中重要的抑制性神经递质，GABA可参与大约40%的抑制性的神经传导，主要在控制与恐惧、焦虑、抽搐相关的神经元过度活跃中起重要作用。

一战爆发期间，德国与美国之间的所有货物往来，由于美国制定的"对敌贸易"法令而被禁止，包括化学品和药品。因此雅培制药公司的研发人员恩斯特·亨利·沃尔维勒（Ernst Henry Volwiler）在美国本土生产了二乙基巴比妥钠，命名为巴比妥，作为麻醉剂出售使用。他的同事多纳莉·泰本（Donalee Tabern）合成了戊巴比妥钠，可以口服使用。著名的影星玛丽莲·梦露于1962年因过量服用戊巴比妥钠而去世，至今仍让喜欢她的影迷万分惋惜。除此之外，沃尔维勒和泰本合作合成了超短效巴比妥类

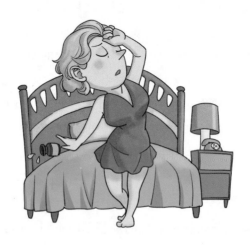

药物——硫喷妥钠，又称戊硫代巴比妥。由于引进了硫原子，使得该药物在体内迅速消除。在静脉注射后，硫喷妥钠能快速透过血脑屏障，迅速到达大脑并作用于中枢神经系统，并在 30 ～ 45 秒内导致昏迷。在 1 分钟后，硫喷妥钠在脑内达到最大药物浓度，约占总剂量的 60%，5 ～ 20 分钟后，脑内药物浓度会下降到注射浓度的 15% 以下，药物效应消退，患者逐渐恢复意识。

时至今日，巴比妥类药物已经沿用百余年，但因其具有成瘾性、耐药性、撤药反应，大剂量可能出现严重呼吸抑制，如今，苯巴比妥已经不再是一线安眠药。但作为一种普遍性的中枢神经抑制药，它仍然是一种重要的抗癫痫药，由于其价格低廉，在发展中国家仍然具有使用优势。

生产漏洞促进 GMP 的诞生

除此以外，苯巴比妥导致的急性中毒事件，被认为间接地促成了现在制药公司广泛使用的《生产质量管理规范》（Good Manufacturing Practices，GMP）的建立。1940 年 12 月，美国一家苯巴比妥片的生产企业，在同一车间内同时生产苯巴比妥片和磺胺噻唑片，由于两条生产线相邻，发生交叉污染，使得一批生产的磺胺噻唑片中每片混入 350 毫克苯巴比妥，而引起成人嗜睡的剂量只需要 100 ～ 150 毫克。磺胺噻唑作为一种治疗细菌感染的常用药，由于低毒性而通常被大剂量服用。因此，由于污染的药物流入市场，导致了数百人因误服混有苯巴比妥的磺胺噻唑片而死亡。1962 年，美国政府对 1938 年发布的《食品、药品及化妆品法案》进行大幅修改，严格管理药品，并且开始强制推行 GMP 的执行。可以说，苯巴比妥间接地推动了药品生产和管理的革命。

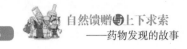

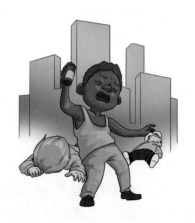

　　GMP 是一套适用于制药等行业的强制性标准，要求企业从原料、人员、设施设备、生产过程、包装运输、质量控制等方面按国家有关法规达到卫生质量要求，形成一套可操作的作业规范。制订和实施 GMP 的主要目的是保护消费者的利益，保证人们用药安全有效；同时也是保护药品生产企业，使企业有法可依、有章可循。另外，实施 GMP 是政府和法律赋予制药行业的责任，并且也是中国加入世界贸易组织（WTO）之后，实行药品质量保证制度的需要。

巴比妥类药物的使用忠告

　　巴比妥类药物为镇静催眠药，苯巴比妥是普遍性的中枢神经抑制药，随剂量由小到大相继出现镇静、安眠、抗惊厥和麻醉作用，主要用于焦虑、失眠、癫痫及运动障碍等的治疗。较大剂量时会引起嗜睡、精神不振、共济失调等不良反应。长期用药可产生精神或躯体的药物依赖性，停药须逐渐减量，以免突然停药引起头痛、恶心、呕吐、烦躁、失眠、心跳加速等症状。

从炸药到诺贝尔奖
——神奇的硝酸甘油

提到治疗心绞痛的急救药物，很多人首先会想到硝酸甘油。但您知道吗？硝酸甘油同时也是一种猛烈的炸药。硝酸甘油从诞生到用于疾病治疗经过了长达 30 年的曲折历程。

硝酸甘油，又称为三硝酸甘油酯，俗称硝化甘油。它是一种黄色不透明油状液体，略有挥发性，有乙醇的特臭和穿透性香甜味。这种液体可因震动而发生爆炸，属于化学危险品。而在医药学领域，它被制成为 0.3% 的硝酸甘油含片或气雾剂等，广泛应用于临床，是心绞痛发作时最常用的急救药，距今已有百余年的历史。

化学天才与羞于被承认的炸药

1812 年阿斯卡尼奥·索伯雷洛（Ascanio Sobrero，1812—1888）出生在意大利都灵附近的一个小镇上。后来，索伯雷洛进入都灵大学医学院学习。由于索伯雷洛对化学尤其感兴趣，1832年，20 岁的他便在家庭的安排下投奔到法国化学家泰奥菲勒·朱尔斯·佩罗兹（Théophile Jules Pelouze）的门下继续深造。

索伯雷洛的化学潜能得到了最大的激发，先后试制成功硝化纤维（火枪的发射药）、硝化甘露醇（一种易爆物）。

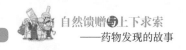
　　1847 年的冬天，索伯雷洛同往常一样聚精会神地做着实验，进行着一次前人未曾有过的尝试——用浓硝酸与浓硫酸的混合溶液对甘油进行硝基化。经过上百次枯燥的重复实验，终于出现了一种黄色透明的油状液体。但是，这种硝酸甘油有个最大的问题，就是极易发生爆炸，必须在反应中将容器冷却下来，才能避免。由于一开始并不知道它的这一特点，在对硝酸甘油加热、提纯的过程中，硝酸甘油发生了爆炸。索伯雷洛在爆炸中受了伤，脸部留下了严重的瘢痕。当时欧洲正处于工业革命时期，开发矿山、开凿隧道、修建铁路等都需要大量的烈性炸药，但由于硝酸甘油的安全性问题始终未能得到解决，索伯雷洛便将硝酸甘油束之高阁了。

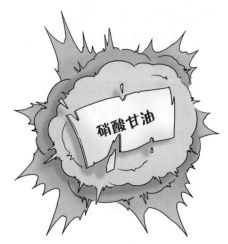

　　后来，由于硝酸甘油炸药被广泛应用于战争，索伯雷洛终生以自己是硝酸甘油的发明者为耻。1888 年，索伯雷洛在意大利都灵去世。他曾写道："当我想到那些在硝酸甘油爆炸中丧生的受害者，且受害者未来还会增加时，我就很羞愧，不愿承认自己是它的发明者。"

命运的馈赠

　　如果说起世界上最著名、最权威的科学奖项，大家一定会想到诺贝尔奖。如果继续追问，诺贝尔一生最大的贡献是什么？大部分人可能都会给出炸药这个答案。那么，诺贝尔发明的炸药与硝酸甘油又有着怎样的关联呢？

　　与索伯雷洛羞于承认的态度相反，在军火行业里长大的瑞典发明家阿尔弗雷德·贝恩哈德·诺贝尔（Alfred Bernhard Nobel，1833—1896）却从这剧烈的爆炸中看到了巨大的商机，对硝酸甘油产生了超乎常人的兴趣。26 岁的诺贝尔面临有生以来的最大挑战，就是如何控制硝酸甘油的稳定性，按照人们的需要释放它所含有的巨大能量。于是，他潜心研究让硝酸甘油稳定的方法。经过不懈努力，诺贝尔终于在 1862 年解决了硝酸甘油的稳定性问题，发明了硝酸甘油和硅石混合的安全炸药。诺贝尔的发明，使无法驾驭的硝酸甘油成为欧洲当时工业建设的开山利器。1865 年，诺贝尔在瑞典的斯德哥尔摩建立了世界上第一座硝化甘油炸药工厂。依靠生产炸药，诺贝尔获得了巨额财富。

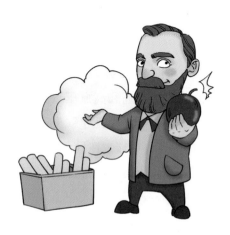

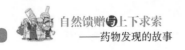

所有命运馈送的礼物，都在暗中标好了价格。安全炸药的研制成功，让诺贝尔和索伯雷洛的关系密不可分。诺贝尔聘请了索伯雷洛担任公司顾问。1879年，为纪念索伯雷洛的发明，诺贝尔在公司外面为索伯雷洛竖了一座半身雕像，并在索伯雷洛去世后，为其妻子提供了一份终身养老金。

从魔鬼到天使

硝酸甘油安全炸药的发明者诺贝尔大概不会想到，伴随着一声声爆破，炸开的不仅仅是河道、山体，更是扩开了那条心肌供血之路。

硝酸甘油对心血管疾病的开创性治疗始于19世纪的英国。传说在英国一家生产硝酸甘油炸药的工厂接二连三地发生工人周末在家猝死的怪事。经过深入调查发现，这些工人早就患有冠心病。但由于工作时他们处在充盈着大量硝酸甘油的环境中，吸入了硝酸甘油尘粒，使得冠状血管扩张，心肌供血供氧增加，故平时未能发现他们生病。周末工人们都回家休息，却因没能及时吸入硝酸甘油，导致冠心病发作而猝死。这一惊人发现立即引起了医药学者的关注。由此，硝酸甘油从魔鬼炸药升级成治疗心绞痛的天使良药。

1858年，英国医生威廉·梅瑞尔（William Murrell）开始尝试用稀释后的硝酸甘油治疗心绞痛和高血压。他发现稀释后的低剂量硝酸甘油完全可以缓解心绞痛，且导致头疼的不良反应大大减少，疗效稳定可靠。1879年，梅瑞尔在世界顶级医学杂志之一《柳叶刀》上发表论文，阐述了应用硝酸甘油缓解心绞痛的方法。自此，硝酸甘油开始广泛应用于心绞痛治疗。

诺贝尔奖与硝酸甘油的缘分

诺贝尔晚年患有心脏病，频繁发作的心绞痛使诺贝尔不得不接受硝酸甘油治疗。为此，他在给朋友的信中写道："命运和我开了个大大的玩笑，我竟然要服用硝酸甘油了！"

作为和平主义者的诺贝尔看到其发明的硝酸甘油安全炸药更多被应用于战争，他的内心非常痛苦。于是，诺贝尔在1895年立下遗嘱，用920万元巨额遗产设立诺贝尔奖奖金，以奖励世界上那些在医药学、物理、化学、生理学或文学等领域做出最杰出贡献的科学家。时至今日，诺贝尔奖已成为全世界科学家们一生中希望获得的最高荣誉。

尽管硝酸甘油当时已被广泛应用，但直到近100年，人们才逐渐明白硝酸甘油发挥作用的具体原理。1998年，3位美国药理学家罗伯·佛契哥特（Robert Furchgott）、费瑞·穆拉德（Ferid Murad）、路易斯·伊格纳罗（Louis Ignarro）因发现硝酸甘油及其他有机硝酸酯治疗心绞痛的作用机制，而同时获得诺贝尔生理学或医学奖。

硝酸甘油的使用忠告

尽管硝酸甘油用于治疗心绞痛已上百年，但临床应用时仍有许多注意事项，才能确保药物更好地发挥药效，降低副作用，造福患者。

最常采用的服药方式：舌下含服。用药时建议患者坐位或依靠墙壁蹲下，以防止直立性低血压而摔倒。直接将药片置于舌下或口腔颊黏膜处，若舌下略有烧灼感，不用担心，这恰恰是药物有效的特征。如口腔干燥时可口含少许水，有利于药物溶解吸收。

一般来说，舌下含服硝酸甘油 2 ～ 3 分钟即能起效，作用时间可维持 20 ～ 30 分钟，若 5 分钟后症状未缓解可再含服 1 片；如连续含服 3 次仍不缓解，应立即就医。

耐药性：硝酸甘油制剂属于临床急救药品，只能暂时缓解心绞痛症状，不可频繁使用。部分患者发现，使用硝酸甘油一段时间后，就没有刚开始那么"灵验"了，此时可能出现了硝酸甘油耐药。大量研究证明，硝酸甘油制剂耐药与使用方法、剂量有密切关系。只要不持续大剂量用药或通过小剂量、间断用药，提供"无硝酸甘油间期"，其耐药性即可消除，恢复其疗效。

安全性：部分患者使用后可能会出现剧烈和持久的头痛，偶尔出现眩晕、无力、心悸和其他直立性低血压的症状，少见晕厥，一般为轻度可耐受。早期心肌梗死、严重贫血、颅内压升高和已知对硝酸甘油高度过敏的患者禁用。服药期间避免饮酒，避免与西地那非等药物同时使用。如发生严重不良反应，应及时就医。

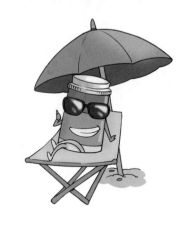

储存：为保证硝酸甘油的药效，应避免高温或暴晒，应该避光、密封，并在阴凉处保存。硝酸甘油的保质期通常为 1 年，使用者应每 2 个月检查 1 次，如药物在舌下含化后如无麻木、烧灼等感觉，则应及时更换。

大脑信号的快递员
——乙酰胆碱

乙酰胆碱在我们的身体里起着重要作用，而很多疾病和药物都会影响它的正常功效，从而妨碍身体的正常运行。在所有的运动神经元中都可以找到乙酰胆碱的身影，从胃部的正常蠕动到心脏的规律跳动，再到常规眨眼，这些所有可能会被忽视的身体运动都由神经递质完成。此外，乙酰胆碱在神经学领域也有重要作用，如对记忆和认知有一定的辅助功效。让我们一起来了解一下乙酰胆碱的发现史吧。

初次发现

乙酰胆碱第一次被人工合成是在 1867 年，40 年之后其药理作用机制才得以发现。1904 年，一位年轻的剑桥大学本科生在实验室观察到：某些环境下，肾上腺素在神经细胞里可以模仿交感神经的刺激效果。1913 年，来自伦敦的亨利·哈

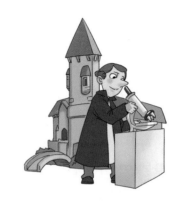

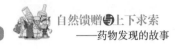

利特·戴尔（Henry Hallett Dale）和他的同事亚瑟·埃尔文（Arthur Irwin）第一次把乙酰胆碱分离出来。这次分离是在戴尔研究麦角碱的过程中一次"幸运的意外"。戴尔在给伊利诺特的信中写道："我们从麦角碱的实验中神奇地分离出了乙酰胆碱。这简直就是目前最让人感兴趣的物质了。这个物质具有比毒蝇碱更高的活性，但是同时亲水性也非常好。当这个物质被注射进血液时，它可以很快地发挥作用并消散，所以能够反反复复地被使用，并且达到像肾上腺素一样的效果。"

在接下来的 1 年里，戴尔对乙酰胆碱做了更为细致的药学研究。他关注到两个重要的现象：第一是注射毒蝇碱后身体会产生乙酰胆碱；第二是注射尼古丁后身体也会生产乙酰胆碱。但在当时的认知中，几乎没有任何证据能够说明乙酰胆碱对精神有影响。

在那个战火弥漫的年代里，也很少有科学家致力于这方面的研究，大家都把注意力放在了其他领域上。在这个非常时期，戴尔成了英国国家医学研究中心的一员。在众多的热门研究中，他还是选择继续研究组胺，这些对神经递质的研究为他将来探索乙酰胆碱打下了基础。

被证实是一种神经递质

1921 年，澳大利亚的药学研究者奥特·罗意威（Otto Loewe）开创了经典的蛙心实验。罗意威发现青蛙的心脏可以在某种液体的控制下减慢跳动或完全停止跳动。他觉得是因为液体里含有一种从心脏释放的"迷走神经素物质"，这种物质的释放过程非常迅速，可以快速让心脏做出反应，罗意威广泛地向大家展示了这个实验。1926 年，心理学界关注到了这个蛙心实验，发现这个生物化学实验和心理学实验的"连锁反应"很类似。这给了罗意威很大的启发，他觉得人体内的神经递质很可能是某种有机物质。接下来，罗意威和他的同事开始了一系列人体内有机物作用的研究。他们发现"迷走神经素"是一种胆碱酯，能够快速被酯酶分解。但是他认为"迷走神经素"并不是乙酰胆碱，因为他还没有在人体或者哺乳动物的身体里发现乙酰胆碱这种物质。

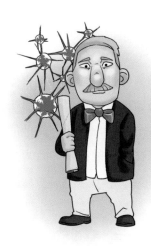

即便戴尔是定义了乙酰胆碱和发现"迷走神经素"的成员之一，他还是没有确定乙酰胆碱在神经系统中的作用。在他的同事提出类似猜想的时候，戴尔也表示了反对。戴尔说道："目前为止，我们还是困在乙酰胆碱的问题里，我越来越觉得这个物质是一个存在于身体里的物质，只是目前我们不知道用什么技术将它分离出来。"仅仅几个月后，戴尔化学领域的同事在哺乳动物体内发现了自然存在的乙酰胆碱。这在当时是万万没想到的，就像一道光照进了大家的实验设想里，因为他们以为只有组胺才是内源性的物质。戴尔和化学家杜德利一起回顾了所有和乙酰胆碱有关的实验，并且结合了心理学说的一些理论："对于我们来说，乙酰胆碱是一

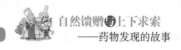
种精神物质，现在更让人信服的是我们可以从动物身上分离出来，这证明了乙酰胆碱是一种内源性物质。然而，由于我们是从一种液体里分离出来的，这种物质本身很不稳定，很容易被代谢分解，还需要未来的研究来证实我们的猜想。"

获得诺贝尔奖

1936 年，戴尔因发现乙酰胆碱是神经递质而被授予诺贝尔生理学或医学奖。对于这个重大发现，很多年后戴尔写道："这直接证明了乙酰胆碱是一种内源性物质，并且自然地一直在身体里生产和分解着。乙酰胆碱的这种活动对于很多运动神经都起到了非常重要的作用。而且这个物质肯定还有其他的作用和功能等待我们去挖掘。由于我们现在有限的技术和人力，我们要完成这项研究可能会花很长一段时间。"

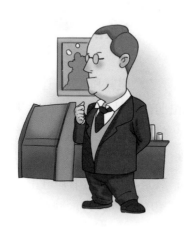

之后，戴尔和他的同事陆续收集了一些证据来证明这个化学物质在神经传导中的作用。"化学物质作为一种神经递质"的说法在当时受到了很多质疑。比较著名的理论是"汤与火花"，反对者约翰·克里克斯（John Eccles）觉得化学物质只是一些没有用的物质堆积，而神经传导需要更高阶的物质在一起才能产生生命的火花。直到 1951 年，克里克斯才接受了戴尔等人的理论。在戴尔 90 岁生日会上，克里克斯说："在我的记忆里，我花了 3 个 10 年来接受和理解戴尔和他团队的工作。化学物质在神经突触里快速释放和转化，从而影响我们的精神。这个想法打破了我对神经的认知，戴尔可以说是神经学的圣徒。"

由于戴尔获得诺贝尔奖的殊荣，他接下了当时英国皇家学会主席的职位。但当时英国处于二战时期，他也不得不暂时中止他的研究来处理科学会的公事。他将神经学的研究交给了一些年轻的学者，他们在此后的 30 年一直致力于乙酰胆碱的后续研究。现在美国 FDA 批准乙酰胆碱用于白内障手术（晶体植入后）、穿透性角膜移植术等眼前段手术，可产生迅速缩瞳的效果。

乙酰胆碱的使用忠告

不良反应：低血压并伴有反射性心率加快，长期使用会导致血管内皮受损；当乙酰胆碱用于眼部时，会导致瞳孔收缩，造成短时间假性近视；另外，乙酰胆碱还可能导致支气管收缩等。

食物补充：可以从食物中获取胆碱来帮助身体更多地生成乙酰胆碱。富含胆碱的食物有牛肉、鸡蛋、鸡肉、羊奶、鳕鱼、花椰菜等。

从山羊豆到"明星"降糖药
——二甲双胍的曲折"逆袭"

二甲双胍是双胍类口服降糖药的一种，了解 2 型糖尿病的朋友一定都听说过它的大名，它被国内外各主流诊疗指南推荐为 2 型糖尿病的一线治疗药物，也是全球范围内应用最为广泛的口服降糖药之一，为全球 2 型糖尿病患者的病情控制做出了巨大的贡献。那么，二甲双胍是怎样被医疗界所发现并应用于临床的呢？让我们一起走进二甲双胍的前世与今生。

神奇的山羊豆

早在中世纪，欧洲的牧羊人就发现，在草原上有一种生长为一排排对称的桃尖形绿叶、盛开一簇簇淡紫色花朵的豆科草本植物，深受羊群的喜爱。而且，他们发现，山羊吃了这些开紫花的植物之后，产奶量明显增多。因为这种植物成熟之后会长出很多深褐色的豆子，和山羊的粪便很是相像，当地的牧羊人便把它称作山羊豆（galega officinalis），"galega"在希腊语中还是"gala"（牛奶）和"aigos"（山羊）的组合形变。在不断的尝试和经验积累中，人们发现山羊豆的地上茎叶部分对于鼠疫、瘴气、蛇咬伤等都有很好的疗愈作用，山羊豆也因此被人们视为"神奇的仙草"。

　　山羊豆的这些神奇作用吸引了一位科学家的目光，他就是英国的一名医生、植物学家尼古拉斯·卡尔佩珀（Nicholas Culpeper）。早在 1965 年，他就提出山羊豆可以降低血糖水平，治疗多尿的症状。但此时，人们对于糖尿病的了解尚浅，对其发病机制，甚至血糖的调节机制，都还一无所知。卡尔佩珀的这一发现并没能引起科学界的热烈反响，对于山羊豆的研究也并没有进一步深入。

从"仙草"到"毒药"

　　1891 年，聪明的商人们将山羊豆作为功能性饲料引入美国，因为它能够促使牲畜更多地泌乳，提高产奶量，受到了当地畜牧业的追捧。然而，一家农户发现，他们家的牲畜吃了太多山羊豆之后，就会出现呼吸困难、四肢无力、麻痹的症状，有些牲畜甚至直接死掉了。这个时候，人们才意识到这种山羊豆有毒，"神奇的仙草"一夜之间竟成了毒药，人们还将它列入了《联邦有害杂草名单》。此后，美国政府也耗费了巨大的人力物力，想要将山羊豆从他们的国土上彻底消灭。此前备受追捧的山羊豆就这样沉寂了。

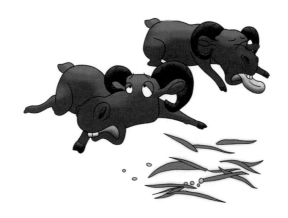

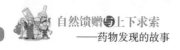
与胰岛素的不期而遇

在欧洲一直被奉为"仙草"的山羊豆到了美国怎么就成了毒药呢？欧洲的科学家一直对此感到不解。直到第一次世界大战前夕，德国的科学家乔治·塔雷特（Geoges Tanret）偶然间发现乡间流传着一种偏方，用山羊豆的地上茎晒干之后泡水喝，可以治疗多尿、多饮、甜味尿的疾病，塔雷特由此得到启发：多饮、多尿是糖尿病的典型症状啊！"有毒"的山羊豆真的可以治疗糖尿病吗？是什么物质在发挥作用呢？回到实验室后，他便开始潜心研究山羊豆的化学成分，并研究山羊豆和糖尿病之间的关系。终于，经过数年的筛选和探索，塔雷特从山羊豆中提取出一种生物碱，并将其命名为山羊豆碱。随后，他也证实了山羊豆碱降血糖的有效性，这便是二甲双胍的雏形。1922 年，爱尔兰化学家埃米尔·沃纳（Emil Werner）和詹姆士·贝尔（James Bell）首次合成了二甲双胍。然而，几乎与此同时，胰岛素问世了，它的出现迅速缓解了糖尿病患者长期以来的病痛与无助，也因此风靡全球、享誉世界。而此前关乎山羊豆碱的发现，还没来得及走进大众的视野就已然暗淡无光了。

二甲双胍"闪亮登场"

随着胰岛素的广泛使用，人们发现胰岛素虽然能够快速有效地降低血糖，但是剂量控制不精准更容易造成低血糖，频繁注射胰岛素还会导致脂肪萎缩、体重增加，严重影响着糖尿病患者的生存质量，人们迫切需要更多更好的降糖药来避免这些问题。直至 1945 年，出现了一种叫作氯胍（Paludrine）的抗疟药物，由于其和山羊豆碱结构相似，便有科学家研究其对血糖的影响，结果不出所料，氯胍确实可以降低血糖水平，这一发现又掀起了全球的降糖药研究热潮。其中，一位法国的药理学家简·斯特恩（Jean Sterne），将过去所有研究过的胍类化合物的降糖作用进行了评估，通过大量的实验验证，最后发现二甲双胍在拥有良好降糖效果的同时产生的毒性也最小。就这样，二甲双胍又一次登上了历史的舞台，与以往不同的是，这一次，它闪闪发光，吸引着所有人的眼球。

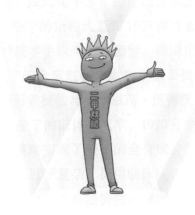

之后，人们展开了对二甲双胍的临床研究，研究中发现，许多 2 型糖尿病患者单用二甲双胍就可以把血糖控制在理想水平。同时，服用二甲双胍也可以降低糖尿病患者对胰岛素的依赖水平，改善患者的生存质量。随着人们对二甲双胍认知的深入，以及它治疗糖尿病的可靠性与安全性，国内外专家均将二甲双胍视为一线治疗推荐药物，可谓是炙手可热的"明星"降糖药。至此，二甲双胍才算在降糖药领域占据了不可动摇的地位。

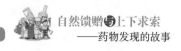

二甲双胍的使用忠告

尽管二甲双胍疗效显著，但在临床应用过程中仍有很多需要注意的地方，这样才能更好地发挥降血糖的功效而减少不良反应的发生，减轻患者的用药负担。

最佳服药方法：市面上常见的二甲双胍有普通片、肠溶片、缓释片 3 种不同剂型。缓释片的药物吸收速度缓慢而平稳，1 天只需要服药 1 次；而普通片和肠溶片的药物吸收速度快，为了将血糖控制在安全范围，需要每 8 小时服药一次。初始服用二甲双胍应该从小剂量开始，逐渐增加剂量至最小有效剂量，以能够降低空腹血糖水平和糖化血红蛋白水平至正常或接近正常为目标。此外，由于服用二甲双胍容易出现腹泻、腹胀、腹痛等腹部不适，更适合在餐后或者随餐服用，以减少对胃部的刺激。

安全性：长期服用二甲双胍容易出现腹泻、腹胀、腹痛、食欲减退、口苦、口腔金属味，维生素 B_{12} 缺乏导致贫血等。超剂量服用二甲双胍后容易出现乳酸性酸中毒。二甲双胍吸收进入体内后很少在肝脏代谢，几乎全部以原型从肾脏排出，不能与含碘造影剂合用，这是因为含碘造影剂可能会导致造影剂肾病，引起二甲双胍在体内蓄积并增加乳酸性酸中毒的风险。故使用造影剂检查的患者，在检查前必须停用二甲双胍，检查完成至少 48 小时后且肾功能稳定的情况下才可以继续使用二甲双胍。

人类抗感染斗争的第一次胜利
——首个抗菌药物百浪多息发现史

人类不断发展的历史，也是人与感染性疾病不断做斗争的历史。历史上，无处不在的感染及由感染引发的疾病曾带走无数生命。在没有抗菌药物的年代，一个微不足道的伤口就可能导致致命的感染，夺去人的生命。直到"百浪多息"的出现，人类才看到了战胜感染的曙光。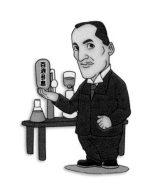

百浪多息，1932 年由德国法本公司下属拜耳实验室的研究人员发现的磺胺类抗菌药，是世界上第一个磺胺类化学合成抗菌药物，开启了合成药物化学发展的新时代。

百浪多息与它的发现者

1895 年，德国科学家格哈德·多马克（Gerhard Domagk），出生在德意志帝国的勃兰登堡，中学毕业后，进入基尔大学攻读医学学位。1914 年第一次世界大战爆发，多马克应征入伍，成为德军部队的一名投掷兵。一次战斗中，他因伤退出一线战斗，回到

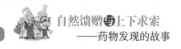

医疗部队担任医疗兵，主要是在医院中治疗感染霍乱与伤寒等传染性疾病的患者。

　　这是一个没有抗菌药物的年代。无数军人因感染霍乱与伤寒痛不欲生，没有任何有效手段能够阻止病情恶化；那些侥幸从战场上存活的士兵，也常常因为感染失去生命。这些经历给多马克留下了深刻的印象。

　　1918 年，第一次世界大战结束，多马克回到基尔大学继续医学学业。为了让自己在战场上的所见所闻不再重演，3 年后毕业的多马克又加入病理学与细菌学研究中。之后的 6 年中，他辗转多地，在基尔、格赖夫斯瓦尔德和明斯特多地进行学术研究。1927 年，多马克加入法本集团旗下的拜耳公司病理研究所，从事当时的热点和难点——链球菌的药物研发，从此开启了一段神奇的药物发现之旅。

　　多马克的研究并不是一帆风顺。多年研究并未取得显著进展，陷入困顿中的多马克受到红色的偶氮染料对锥虫有效的启发，想到偶氮染料是否对链球菌有效？在筛选了数百个化合物之后，与多马克合作的两位化学家于 1931 年得到了一个代号为 KL695 的化合物。这个化合物在体外几乎毫无作用，却能在小鼠体内起到一定的抗链球菌效果。多马克团队随即对这个化合物进行了改造，得到了代号 KL730 的化合物，它就是后来著名的百浪多息。在体外实验中表现不佳的 KL730，在最初的动物实验中，14 只小鼠在感染溶血性链球菌 4 天内死亡，而接受 KL730 治疗的 12 只小鼠则全部存活。这些数据给了多马克极大的信心。

百浪多息最早的试药者

　　在随后的 3 年中，多马克使用它进行了大量的动物实验，都得到了非常理想的数据。可一场突如其来的变故，打乱了本该按部就班进行的临床试验。多马克6岁的女儿希尔德加德，因为针头污染患上严重的链球菌感染，终日高烧、昏睡。这在今天看来没什么，而当时却是威胁生命的，可能导致败血症，最终夺去人的生命。心急如焚的多马克带着女儿找遍全城最著名的医生都束手无策。眼看女儿病情越来越重，多马克心急如焚。为救女儿，他决定赌一把，于是从实验室取回两瓶百浪多息，把还未应用于人类的百浪多息注射进女儿的血管。在漫长的黑夜里，多马克和他的妻子经历了内心的煎熬，当天明时，他的女儿醒了，高兴地说："爸爸，我好多了！"听到这句话，多马克激动地抱起了心爱的女儿，热泪盈眶。这不仅标志着女儿得救了，也意味着千百万人将得救。

百浪多息很快传到了美国。1936年，波士顿的一名医生，使用百浪多息治愈了美国总统罗斯福的儿子小富兰克林的链球菌咽喉炎，让百浪多息在美国名声大噪。后经巴斯德研究所科学家的共同研究发现：百浪多息在体内能分解出对氨基苯磺胺，是它抑制了细菌的生长繁殖，这就是最早的磺胺类药物。由此，人们开始制造出种类繁多的磺胺类药物。

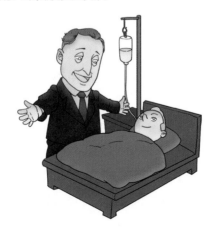

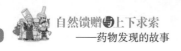

迟到的诺贝尔奖

多马克的研究发现和成果引起了轰动，此药使得败血症致死率从100%下降到了15%！多马克因此被选定为1939年诺贝尔生理学或医学奖得主，但他当时并没有享受该荣誉，受纳粹逼迫，他不得不拒绝了这个奖项，甚至一度被捕入狱。直到8年后才举行授奖仪式，按照规定，奖金被诺贝尔基金会收回，这也成为少有的一次没有奖金的诺贝尔奖。

磺胺酏事件

百浪多息由于疗效出色，成为制药公司追捧的对象。当时的药物都是制成传统的胶囊、片状或药物粉末。1937年，麦森吉尔公司为了在千篇一律固体磺胺药的市场中出奇制胜，开启了液体药剂的研发。

这一艰巨任务交到了药师瓦特金斯身上。他把固体的磺胺药用有机溶剂溶解，不负众望研制出了磺胺酏（"酏"表示含有酒精成分的药品）。但乙醇价格相对较贵，出于企业利益考虑，瓦特金斯尝试改用二甘醇（DEG）代替乙醇。同时为了提升口感体验，他加入覆盆子提取物、糖精、苋菜和焦糖等调味。经过试验，他研制出了含有10%磺胺和72%二甘醇的磺胺酏。1937年9月公司就生产了240加仑（即908.5升）面向市场售卖。香甜的口味让这种液体药剂在市场大受欢迎。然而，一场灾难也悄然降临。

1937年10月中旬，一位纽约医生向美国食品药品监督管理局报告，有8名儿童和1名成人以相同的肾衰竭症状死亡。此后，据统计共有105人死亡，其中包括34名儿童和71名成人。

这些事件引起了美国食品药品监督管理局的高度重视。调查发现死者都有服用过磺胺酏药品的经历。种种迹象表明，出问题的可能就是这种新研制的药物。但令人困惑的是为何片状、粉状和胶囊药物都市场反应良好，偏偏将药物溶解为液体之后却发生了死亡的恶劣事故呢？调查人员经过详细排查，最终罪魁祸首锁定在作为溶剂的二甘醇上。二甘醇与乙醇虽然同属醇类，物理性质相似，价格却低得多。但其代谢产物 2- 羟基乙氧基 – 乙酸却可以导致肾衰竭、肝损害及中枢神经系统损害等严重问题。

在时间就是金钱的药品争夺战中，瓦特金斯没有考虑周全。磺胺酏投放市场之前甚至未经过动物试验。在利益与安全之间，显然前者被放在了更重要的位置。当时对于新药的检验流程也不严谨，所以这次事件的发生，是制药公司与监管部门双方的共同错失，这次事件也给药品监督敲响了警钟。

由于当时相关法规并不完善，麦森吉尔公司只能被揪住药品名称上的毛病。"酏"类的药品意味着其中含有酒精成分，但"磺胺酏"中的乙醇却被二甘醇替换。因此麦森吉尔公司仅以"掺假及贴假标签"的罪名，被罚 26 100 美元。但药师瓦特金斯无法忍受内心的愧疚与煎熬，选择了自杀。

磺胺类药物的使用忠告

磺胺类药物是最早的人工合成抗菌药，用于临床已 80 余年，它抗菌谱较广、性质稳定、使用简便。特别是 1969 年抗菌增效剂——甲氧苄啶（TMP）被发现以后，与磺胺类药物联合应用可使抗菌作用增强、治疗范围扩大。

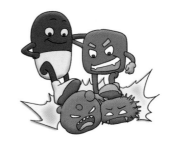

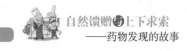

　　磺胺类药物的适应证：磺胺类药物主要用于流行性脑脊髓膜炎（简称流脑）、菌痢、肠炎、鼠疫及溶血性链球菌、肺炎球菌、金黄色葡萄球菌、大肠杆菌、变形杆菌等所致的各种感染，可以预防流脑和风湿热等。

　　磺胺类药物的合理搭配：磺胺类药物的代谢产物乙酰磺胺在偏酸的尿液中溶解度较低，易析出结晶，而在碱性环境下溶解度却升高。因此，在长时间或大剂量服用磺胺类药物时，患者除多喝水外，还可以加等量的碳酸氢钠（小苏打）同服，用于碱化尿液，提高乙酰磺胺在尿液中的溶解度，增加乙酰磺胺的排泄量，减少结晶尿的形成。

　　磺胺类药物的注意事项：磺胺类药物可引起粒细胞减少、血小板减少及再生障碍性贫血，用药期间应定期检查周围血象变化；肝脏损害，可引起黄疸、肝功能减退，严重者可发生肝坏死，用药期间需定期测定肝功能，肝病患者应避免使用该类药物；肾损害，用药期间应监测肾功能，肾功能减退、失水、休克及老年患者应用该类药物易加重或出现肾损害，应避免使用；由于磺胺药物可使少数患者出现头晕、头痛、乏力、萎靡和失眠等精神症状，因此，在用药期间，不应从事高空作业和驾驶；过敏反应多见，并可表现为严重的渗出性多形性红斑、中毒性表皮坏死、松解型药疹等，因此过敏体质及对其他药物有过敏史的患者应尽量避免使用该类药物。

依据构效关系的药物研发经典案例
——利多卡因

古柯叶与可卡因

在南美洲，生长着一种热带山地的常绿灌木——古柯树，被当地土著居民奉为"圣草"，咀嚼这种树叶有提神醒脑、消除疲劳、增加力

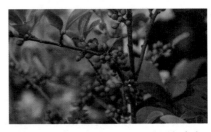

量的作用。1860年，奥地利化学家尼曼（Alert Niemann）从古柯叶中提取到一种生物碱并命名为可卡因，这种生物碱对神经系统兴奋作用强，并于1884年作为局部麻醉药正式应用于临床。然而，可卡因应用于临床后很快被发现并不是理想的局部麻醉药，由于其盐酸盐理化性质不稳定，且具有成瘾性和一些毒副作用，临床上已不再使用。现今，可卡因更多是以毒品的身份为大众所熟知，其成瘾性是罪魁祸首，在全球造成了巨大危害，我国政府对其是严厉管控和打击的。

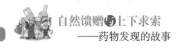

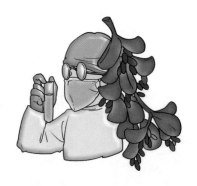

从可卡因到利多卡因

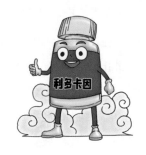

利多卡因作为酰胺类局部麻醉药，是在可卡因化学结构基础上衍生而来的，但不具有可卡因的成瘾性，于1948年首次上市。利多卡因起效快、作用时间长、副作用小、易于保存，且具有抗心律失常作用，如今广泛应用于临床，已作为一种通用药物被列入世界卫生组织的基本药物标准清单。

利多卡因是阿斯特拉公司（ASTRA）最成功的产品之一。1943年，斯德哥尔摩大学化学家尼尔斯·洛夫格伦（Nils Löfgren）和本基特·伦德奎斯特(Bengt Lundqvist)向阿斯特拉公司寻求资助，希望找到一种新的局部麻醉药。两位科学家进行了3年的临床研究，终于拿到了当时最好的局部麻醉药——利多卡因。

利多卡因的研发历程可以作为新药研发的经典案例。由于可卡因的盐酸盐不稳定，且具有成瘾性及致变态反应性、组织刺激性等毒副作用，考虑对可卡因化学结构进行改造、寻找更好的局部麻醉药成为当时的重要研究方向。最初策略是将可卡因的天然化合物结构进行降解，以寻找基本药效基团。构效关系研究结果表明可卡因化学结构中的苯甲酸酯结构和氨代烷基侧链结构在其局部麻醉作用中占有重要地位，而甲氧羰基及莨菪烷双环结构则并不是必需的。至此，局部麻醉药基本结构得以确定，经典酯类局部麻醉药普鲁卡因也在此过程中应运而生。

虽然普鲁卡因麻醉效果不错，但化学结构中含有的酯基易被水解，导致其化学结构不稳定，临床实际应用中不仅不易贮存，局部麻醉作用时间也较短。为克服这些缺点，药物研究人员用更稳定的酰胺键代替酯类局部麻醉药结构中的酯键，并将氨基和羰基的位置互换，使氮原子连接在芳香环上，羰基成为侧链一部分，由此构成了酰胺类局部麻醉药（如利多卡因）的基本结构。此外，利多卡因酰胺键的两个邻位具有甲基，存在空间位阻，使得利多卡因更不易被水解。因此，利多卡因较普鲁卡因麻醉效果强 2 ～ 9 倍，作用时间长 1 倍，毒性也相对较大。

利多卡因的使用忠告

利多卡因的不良反应多数情况下与剂量有关，因此利多卡因

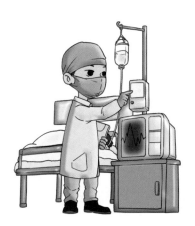

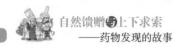

的使用必须由专业医疗人员来操作。要严格掌握浓度和用药总量，超量可引起惊厥及心搏骤停，且用药期间应及时检查血压及血清电解质并监测心电图情况。

利多卡因的过敏反应不可忽视，因其可作为半抗原与蛋白质或多糖结合形成抗原，导致过敏反应。利多卡因在孕妇、新生儿及老年人的使用中需多方权衡。由于利多卡因可以迅速通过胎盘被胎儿吸收，孕妇用药须权衡利弊，谨慎使用；在新生儿体内，利多卡因的半衰期延长，可能会引起新生儿中毒；老年人使用利多卡因应根据实际需要及身体状况（如耐受程度）调整用量，一般高龄患者（大于 70 岁）剂量需要减半。对患有心脏和肝脏疾病的人，此药的半衰期较长，应适当减少用量。此外，充血性心衰、严重心肌受损、心动过缓、阿 – 斯综合征（急性心源性脑缺血综合征）、严重心传导阻滞（包括窦房、房室及心室内传导阻滞）、预激综合征、肝肾功能障碍、癫痫未控制的患者，应禁用利多卡因。

抗疟药物的副产物
——喹诺酮类药物的发现

　　喹诺酮类药物是临床常用的抗菌药物，目前已经历了4代的发展，对常见的革兰阳性菌、革兰阴性菌、非典型病原体等都具有良好的疗效。然而，它的产生却是缘于意外。

抗疟药物的副产物

　　疟疾，俗称打摆子，是由疟原虫感染人后引起的疾病。古时人们对这种传染性疾病束手无策，甚至认为是神降于人类的灾难。古罗马人则认为，疟疾是因为沼泽湿地中会产生肉眼看不见的微生物，通过口鼻呼吸进入人体导致的。因此，意大利语中的"污浊空气"（mal'aria）就成了疟疾的学名 Malaria。1630 年，西班牙传教士朱安·鲁珀（Juhann Lupus）在秘鲁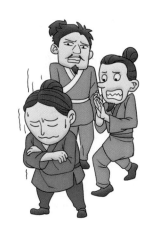的印第安部落发现印第安人用金鸡纳树皮泡水竟然可以神奇地治疗疟疾，他把这一发现记录下来，并由此传播。1693 年，康熙帝

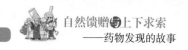

感染疟疾，传教士献上金鸡纳提炼出的药物成功将其治愈，金鸡纳的特效药也在中国获得传播。

金鸡纳的有效成分是奎宁。当时使用的奎宁都是从金鸡纳树皮提取的。随着原料树木被过度砍伐，金鸡纳树越来越少，秘鲁等金鸡纳树产地开始限制出口，并严禁树种和树苗外运。17世纪欧洲暴发疟疾，疫情断断续续蔓延至20世纪。治疗疟疾会消耗大量的金鸡纳树皮，导致其价格在欧洲居高不下，西方强盗不仅从美洲以外的地区找寻金鸡纳树，还从美洲掠夺树苗在殖民地建立金鸡纳树农场。19世纪中叶，英国殖民者在印度、斯里兰卡等地种植金鸡纳树，荷兰殖民者也在爪哇开辟金鸡纳树农场。

二战期间德国攻占了荷兰，日本也侵略了东南亚，导致反法西斯盟军得不到奎宁。再加上奎宁具有严重的副作用，有时比疟疾更致命，于是各交战国投入巨资研发抗疟疾新药。

1934年，拜耳公司合成了氯喹，但认为这个药物对人体毒性太大就放弃了。二战中美国政府资助的开发抗疟药的临床研究中发现氯喹具有极好的抗疟活性，并于1947年将其大规模地用于预防治疗。但耐药很快就出现了，1950年就有氯喹耐药的报道。

1946年，美国斯特林·怀特研究院的有机化学家乔治·莱舍（George Y.Lesher）在合成氯喹的过程中，偶然发现了萘啶酸这一副产物。经过常规筛选，他发现萘啶酸具有良好的抗菌活性。1962年，由于萘啶酸经肾脏排出，在尿液中浓度很高，被用于治疗尿路感染。它的问世，标志着喹诺酮类药物历史的开始，也预示着继磺胺类药物之后第二类全人工合成抗菌药物开始造福人类。

喹诺酮类药物的爆发式发展

萘啶酸仅对革兰阳性杆菌有效，口服难吸收，不良反应比较多，很难满足临床的需求。20世纪80年代，科学家们在第一代喹诺酮类药物的基础上进行结构改造，是通过化学修饰，在主环6或8位加入氟原子，所以被称为氟喹诺酮，由此诞生了吡哌酸、西诺沙星等。它们对革兰阴性杆菌的临床疗效已超过青霉素类，与第一代、第二代头孢菌素的疗效相似，同时对非典型病原体也有比较好的疗效。这些氟喹诺酮产品，使医学界对喹诺酮类药物有了新的评价，并得到广泛的临床应用。

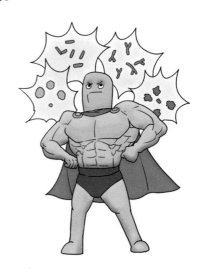

　20世纪90年代，以司帕沙星、环丙沙星、氧氟沙星、左氧氟沙星、格帕沙星等为代表的第三代喹诺酮类药物获批上市。与老的氟喹诺酮类化合物相比，药效学上抗菌谱扩大到革兰阳性菌、衣原体、支原体、军团菌及结核杆菌，抗菌活性也大大提高，同时药代动力学及安全性也有了很大的改善，综合临床疗效相似甚至优于第三代头孢菌素。

　20世纪后期开始研发上市以加替沙星、莫西沙星、西他沙星、吉米沙星等为代表的第四代喹诺酮类药物。它们保持了早期开发的喹诺酮类药物（如氧氟沙星、环丙沙星）对革兰阴性需氧菌的优秀活性，且对革兰阳性菌（尤其是肺炎链球菌）、厌氧菌也具有优秀的活性，同时，对衣原体、支原体也具有较好的活性。第四代喹诺酮类药物由于具有广谱、口服有效、副作用较少等优点，发展迅速，在临床上广为使用。

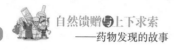

喹诺酮类药物的危机

虽然喹诺酮类药物疗效确切，但是仍然存在一些不良反应，它几乎是美国食品药品监督管理局发出警告最多的抗菌药物。不良反应涉及全身各个系统，常见的有恶心、呕吐、头痛、头晕，并可能引起血糖紊乱（加替沙星影响最大，目前已撤市）。使用喹诺酮类药物期间易发生光敏反应如皮炎、皮肤潮红、肿痛等。喹诺酮类药物还可能导致心电图 QT 间期延长，使心搏骤停。此外，由于喹诺酮类药物的大量使用，特别是在畜牧业的滥用，耐药问题已十分突出，需要特别关注。

喹诺酮类药物历经多年的发展，已成为临床上治疗感染性疾病的重要药物类别之一。然而，细菌进化的速度大大超过人们的想象，在面对与细菌作战的斗争中，如果我们不合理使用手中的武器，将很快面临无武器可用的危险境地。

喹诺酮类药物的使用忠告

喹诺酮类药物是第二类全人工合成的抗菌药物，经历了多年的更新换代，由于其抗菌谱广、口服吸收利用度高、与其他抗菌药物交叉耐药少等诸多优点，在临床得到广泛应用。但随之而来的耐药问题和不良反应也需要引起关注。

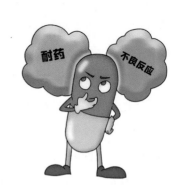

用法用量： 喹诺酮类药物种类比较多，每一代都有不同的抗菌谱和适应证，临床应根据感染

病原菌类型、感染部位和患者特点选择抗感染药物，患者应在医师或药师指导下使用。喹诺酮类药物属于浓度依赖性药物，绝大多数半衰期比较长，可以1天给药1次，但是部分药物如环丙沙星由于半衰期较短，需要多次给药。

喹诺酮类药物的安全性：喹诺酮类药物相对安全，但不良反应不容忽视。喹诺酮类药物可影响软骨发育，可能会造成关节病变和肌腱炎、肌腱断裂，儿童、少年和孕妇应避免使用。如果患者出现疼痛、水肿、肌腱炎症或肌腱断裂应立即停用。已知QT间期延长的患者、未纠正的低血钾患者及使用IA类（奎尼丁、普鲁卡因胺）和Ⅲ类（胺碘酮、索他洛尔）抗心律失常药物的患者应避免使用，老年患者更容易引起药物相关的QT间期的影响。有基础疾病且使用洋地黄的患者，不应联合使用喹诺酮类药物。

"战争恶魔"转变成"天使"
——氮芥的意外发现史

早在第二次世界大战时期，耶鲁大学已经开始了使用氮芥类物质治疗淋巴瘤的人体临床试验。有趣的是，对氮芥化疗研究真正起到决定性影响的竟源于一场意外的空袭。

意外的巴里空袭

1943年12月的一个夜晚，德国空袭了位于意大利东南部亚得里亚海岸的海港城市巴里，停靠在港口的油轮与满载军火的舰只相互引爆，瞬间成为一片火海。船舰上的士兵纷纷落海拼命挣扎，混合着汽油与火药的海水灌进他们的眼睛、鼻子和喉咙，通过救援侥幸救助1 000余人。他们被安置在毯子里，很长一段时间他们身上被汽油浸透的衣服都没有被脱下来。很快伤员们开始出现眼睛刺痛、烧灼感、眼皮抽搐、视物模糊等症状，有些伤员皮肤出现棕色水肿、脱皮。更有一些伤员出现不明原因的麻木、脉搏微弱、血压降低。到12月底，就有83人死亡，到底是什么原因造成这些伤员的迅速死亡呢？

芥子气重出江湖

美国海军陆战队中校斯图尔特·亚历山大（Stewart Alexander）被派往巴里调查士兵死因。亚历山大是一名化学药物顾问，二战早期，他曾研究过芥子气和氮芥。亚历山大走进伤员病房时就闻到了一股特别像芥子气的奇怪的大蒜味道，因此他推测造成伤员烧伤的真凶有可能是液化芥子气。为了彻底调查整个事件，亚历山大检查了港口每一艘舰艇的载货单，分析了港口的油样本，并对伤员的尸体进行解剖，获取了组织样本，还绘制了港口舰只停泊位置的草图。最终真相大白，原来是美国一艘被摧毁的船上秘密运载的芥子气泄漏了出来，导致了伤员中毒死亡。在尸检的时候医生发现死亡的伤员均表现出不同程度的淋巴和骨髓抑制，白细胞都显著减少，那芥子气是否有可能减慢癌细胞分裂进而治疗癌症呢？

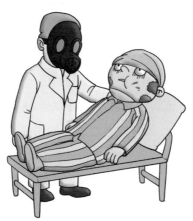

事实上，在巴里灾难发生的前一年，美国政府科学研究发展部与耶鲁大学就签订了相关协议研究芥子气的药理作用。该研究由耶鲁大学的路易斯·戈德曼（Louis Goodman）和阿尔弗雷德·吉

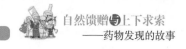

尔曼（Alfred Gilman）两位药理学家承担，这两位科学家也成了最先发现抗癌药的人。戈德曼和吉尔曼集中研究了一组被称为氮芥的化合物。他们发现正常的淋巴组织对氮芥具有高度的敏感性，结合巴里灾难中伤员们的临床表现及实验室检查，也显示芥子气对血液造成了很大影响。那么芥子气能不能成为治疗癌症的一种新方法呢？两位药理学家向从事解剖的同事托马斯·多尔蒂建议在老鼠身上进行实验，看看这种化学武器能不能摧毁肿瘤。于是多尔蒂给 1 只老鼠移植了淋巴肿瘤，通常这只老鼠应该在移植肿瘤之后 3 周内死亡。可是，两次注射氮芥子气后，老鼠肿瘤开始软化并缩小，最后竟然消失了！但后来肿瘤复发，再次用药后就无法抑制了，老鼠在移植肿瘤后第 84 天死去。

芥子气的临床试验

1942 年 12 月，一位 48 岁的银匠成了静脉注射氮芥进行抗癌治疗的第一人。这位晚期恶性淋巴瘤患者已经出现了全身多发性的淋巴结肿大，患者几乎不能呼吸、咀嚼和吞咽，血液供氧严重不足。吉尔曼决定按每千克体重注射 0.1 毫克，连续注射 10 天，并且监测白细胞数值，确保其不能降低至每毫升血液 5 000 以下。治疗开始后 48 小时，患者的肿块就开始明显变软，几天后，肿块明显变小，患者能够呼吸了，甚至能够进食了。与在老鼠体内取得的效果一样，氮芥可以治疗肿瘤，遗憾的是，患者由于白细胞降到了每毫升血液 200 以下而终止治疗。停药后，新的肿瘤细胞乘势又繁殖起来——患者最后死亡了。随着临床试验的开展，越来越多的癌症患者接受了氮芥的治疗。1946 年，吉尔曼发表了第一篇评述。同时，全国研究委员会赘生物委员会主席罗兹（Cornelius P.Rhoads）对接受氮芥治疗的 160 多人的情况进行分析，认为氮

芥具有宝贵的治疗癌症的价值。1949 年，氮芥成了第一个被美国
FDA 批准的癌症药物。

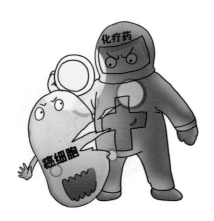

氮芥的使用忠告

需要在氮芥的临床使用上注意许多事项，才能确保药物更好
地发挥药效，降低副作用，造福患者。

氮芥的药理作用：氮芥为双功能烷化剂，主要通过阻止 DNA
复制，造成细胞损伤和死亡。临床上主要用于恶性淋巴瘤，与长
春新碱（VCR）、甲基卡肼（PCZ）及泼尼松（PDN）合用治疗霍
奇金淋巴瘤有较高的疗效，腔内用药对控制癌性胸腔、心包腔及
腹腔积液有较好疗效。

氮芥的注意事项：氮芥是一种活性细胞毒类药物，仅限于在
有经验的医师指导下应用，服用期间应密切观察患者血象的变化，
每周查血 1～2 次。氮芥对局部组织刺激性强，若漏出血管外，
可导致局部组织坏死，严禁皮下及肌内注射，药物一旦溢出，应
马上用硫代硫酸钠注射液或 1% 普鲁卡因注射液局部注射，用冰

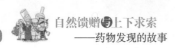

自然馈赠与上下求索
——药物发现的故事

袋冷敷局部 6 ～ 12 小时。氮芥水溶液极易分解，故药物开封后应在 10 分钟内注入体内。凡有骨髓抑制、感染、肿瘤细胞侵及骨髓、曾接受过多程化疗或放疗者应慎用。

本品有致突变或致畸胎作用，可造成胎儿死亡或先天畸形，特别是妊娠初期的 3 个月内。故孕妇及哺乳期妇女禁用或慎用。

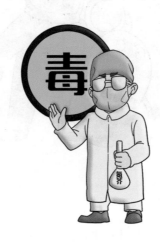

让人欢喜让人忧的降压药
——利血平

利血平是一种古老的降压药，曾作为一线药物应用于临床。因其对大脑中单胺类神经递质的影响，发挥降压作用的同时会导致较多患者出现抑郁症状。随着其他疗效显著的降压药物（如钙通道阻滞剂、血管紧张素受体阻滞剂、利尿剂等）的上市，目前利血平已不再是临床首选药物。下面我们一起来重温一下其背后的曲折故事。

利血平的发现

蛇根木（*Rauvolfia serpentina*）是印度一种土生土长的小灌木。由于它的根部弯曲扭转，与蛇形似，故当地人称它为蛇根木。在很久以前被印度先民用来治疗蛇咬伤，这与中国中医文化中的"以形补形"的理念不谋而合。印度教文献中记载了蛇根木的药用价值：治疗精神失常、失眠症、婴儿的哭闹不安及发热，还用它来解蛇毒。据说，

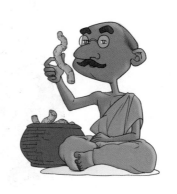

圣雄甘地也经常服用，并认为它有助于内省与沉思。

1931年印度人发现蛇根木有降血压作用之后，人们先后从蛇根木中分离了几种生物碱，但令人失望的是所分离的几种生物碱均不是理想的有效物质。1949年《英国心脏病杂志》上报道了蛇根木的降压作用。随后，瑞士汽巴制药公司的埃米尔·施利特勒（Emil Schlittler）和约翰内斯·穆勒（Johannes Muller）等人进一步研究，从蛇根木中分离出一种具有降压活性的吲哚生物碱。药理部的胡戈·拜恩（Hugo Bein）发现它就是蛇根木中的有效成分，将它命名为利血平，并系统研究了它的化学结构和药理作用，同年推出了药物利血平。

1956年春，在"现代有机合成之父"罗伯特·伍德沃德（Robert Woodward）的带领下，在距阐明其结构不到1年的时间里，高效地实现了利血平的全合成。利血平的有机合成路线简洁、清晰、高效，令当时的化学家叹为观止。

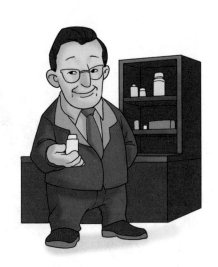

利血平的是与非

当时利血平作为一个疗效显著的降压药物被推向市场后，数百万人受益于它的降压作用。可是好景不长，在临床使用的过程中出现了棘手的问题——很多患者用药后患上了抑郁症，有的患者病情严重甚至自杀！

是什么原因导致患者在使用利血平后产生抑郁呢？这引起了医药科学家的广泛关注。很快，现代神经药理学家伯纳德·布罗迪（Bernard Brodie）和他的同事们发现利血平能清空血清素（又名5-羟色胺）：使神经细胞释放血清素后，不能再储存、释放。这引起了科学家们极大的兴趣：利血平是否可以降低大脑中3种重要的单胺类神经递质（5-羟色胺、多巴胺、去甲肾上腺素）的水平呢？来自瑞典哥德堡大学的阿尔维德·卡尔森（Arvid Carlsson）等人发现，利血平还能清空多巴胺（卡尔森于2000年成为诺贝尔生理学或医学奖得主），进一步揭开了利血平导致抑郁的面纱。

神经递质储存在突触小泡中，当突触小泡和细胞膜融合后，神经递质就被释放了出来。释放出来的神经递质扩散到突触间隙，与突触后细胞上的特定受体结合。正常情况下大多突触前膜释放的神经递质，一旦发挥完作用、完成使命之后，就会立即被重新摄取回突触前膜小泡内以备再次释放。类似于小孩子喜欢玩的弹力球，球上连着一根有弹

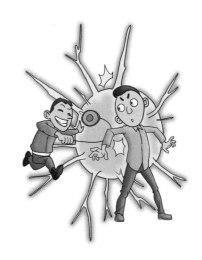

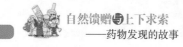

力的绳子，"嗖"的一声把球打在你身上，等你一回头，人家已经把球收回去了，正冲着你偷乐呢！而利血平作用于单胺类神经递质，通过抑制单胺类神经递质的储存，减少并清空单胺类神经递质。这类似于把小孩的球在悄然无声中偷着拿出来，再剪碎了，使之不能弹回。而单胺类神经递质中的去甲肾上腺素、多巴胺等恰恰是能让人感到兴奋的神经递质，当它在人体内被逐渐消耗之后，人就感觉不到兴奋了，就会引发抑郁。

1952年，美国精神神经学家内森·克莱恩（Nathan Kline）在纽约洛克兰州立医院（Rockland State Hospital）开展了一项有关利血平的临床试验研究。经过2年研究发现，医院里70%的患者症状明显好转，当时试验的成功曾令精神医学界备受鼓舞。1954年，利血平正式被当作治疗精神分裂症的药物推广使用。后来，由于利血平的副作用，加之有更优的药物上市，全球减少了它的使用。

如今，利血平常作为复方制剂（如复方利血平氨苯蝶啶片）中的降压成分之一，在中国高血压防治工作中发挥着重要的作用。另外，利血平亦是精神病动物模型的诱导剂，在动物实验中发光发热。

利血平的使用忠告

对于高血压患者来说，要想稳定血压，降低风险的发生率，首先要按时服用降压药。只有长期按时服用降压药，才能稳定血压水平。现在市面上的降压药种类繁多，降压机制也不尽相同。高血压患者一定要根据自身具体情况，合理定制用药方案，做到不盲目用药。

利血平的药理作用：利血平是一种弱碱物质，利血平能降低血压和减慢心率，作用缓慢、温和而持久，对中枢神经系统有持久的安定作用，口服后降压作用产生缓慢、温和，停药后作用消失也慢。口服后 3 ～ 7 天见效，3 ～ 4 周达高峰，停药后血压在 2 ～ 6 周回升。该药曾广泛用于轻、中度高血压，特别是与噻嗪类利尿药合用有良好疗效。

特殊人群用药：利血平可通过胎盘进入脐带血，引起胎儿呼吸道分泌增多、鼻充血等，孕妇禁用。还可通过乳汁分泌，哺乳期妇女也应禁用。老年患者的肾功能有一定程度的生理性减退，应在医生指导下减量应用。儿童则需在医生指导下谨慎使用。

利血平的禁忌证：有活动性胃溃疡、溃疡性结肠炎或抑郁症，尤其是有自杀倾向的抑郁症患者禁用利血平。

利血平的安全性：药物过量会导致呼吸抑制、昏迷、低血压、抽搐和体温过低。利血平无特效解毒剂，也不能通过透析排除，治疗措施是对症和支持疗法，必须采取洗胃催吐，即使已服药数小时。严重低血压者置于卧位，双脚上抬，并谨慎给予直接性拟肾上腺素药升压；呼吸抑制者予以吸氧和人工呼吸；抗胆碱药治疗胃肠道症状；并纠正脱水、电解质失衡、肝昏迷和低血压。由于利血平作用持续较长，患者需至少观察 72 小时。

利血平的储存：遮光，密闭保存。

"诱饵分子"
——6- 巯基嘌呤诞生记

白血病俗称"血癌"，其中急性淋巴细胞白血病（acute lympho-blastic leukemia，ALL）是儿童最常见的恶性血液肿瘤，尤以 2～5 岁的孩子发病率最高。值得欣喜的是，随着化疗药物问世，儿童急性血癌的治愈率是比较高的。虽然化疗过程十分痛苦，但还是给患儿家庭带来了希望。这里不得不提的一个具有重要意义的药物——6- 巯基嘌呤（6–MP）。

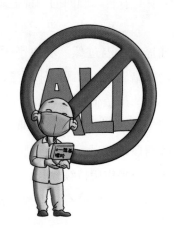

6–MP 是一种无活性的前体药物，口服吸收后在组织细胞中代谢为具有细胞毒活性的核苷酸，后者最终掺入 DNA，导致细胞死亡。目前临床上除用于儿童 ALL 维持治疗，还适用于绒毛膜上皮癌、恶性葡萄胎、急性非淋巴细胞白血病、慢性粒细胞白血病的急变期等疾病的治疗。

"诱饵分子"的提出

1942 年，生物化学家乔治·希钦斯（George Hitchings，1905—1998）博士效力于宝威公司（Burrughs Wellcome，现在是葛兰素史克公司），寻找治疗恶性肿瘤的新药物。此时的希钦斯正被核酸研究深深吸引。虽然那时候 DNA 的结构还没有建立起来，但是人们已经知道它含有碱性的芳香杂环化合物：嘌呤和嘧啶。希钦斯提出了这样的想法：寻找一种具有杀死癌细胞的特殊能力的分子，最好是一种"诱饵分子"，一旦与细胞结合就能将之杀灭。它的结构应该与正常核苷酸组分相似，但又不完全相同，这样才能干扰 DNA 的合成。这个想法真是挺好，但是，这种"诱饵分子"在哪里呢？更何况，学院派的科学家对希钦斯的方法不以为然，戏称其为"钓鱼探险"。果然，到了 1944 年，希钦斯的"钓鱼探险"连一条"化学鱼"都没有钓到。成堆的细菌培养基堆在他周围，好像一座破败的花园，始终没有新药物出现的征兆。

两位化学家的相遇

特鲁德·伊莱昂（Gertrude Elion，1918—1999）是立陶宛移民的后代，15 岁时，她的祖父死于癌症，她用尽一切努力想要治愈癌症。她天生有着早熟的科学才智和渴求化学知识的求知欲。1941 年，她获得了纽约大学的生物化学硕士学位。为了完成学业，她非常刻苦，白天去高中教理科，晚上和周末进行试验以完成论文。尽管伊莱昂天赋甚高、能力十足、积极进取，但由于当时的性别偏见，她始终无法找到一份实验室的科研工作。接二连三的拒绝让她心灰意冷，她只能屈身来到食品实验室做食品质量主管。当希钦斯找到伊莱昂时，她正在检测腌菜的酸度和蛋黄酱的色泽。

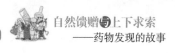

可命运注定伊莱昂不会一辈子与腌菜和蛋黄酱打交道。几乎是凭着直觉，希钦斯雇用了伊莱昂做他的年轻助手。自此，他们开启了新药研发的旅程。

精诚合作发现 6- 巯基嘌呤

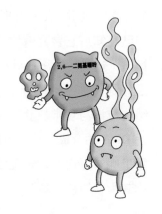

有幸成为希钦斯的助手后，伊莱昂一头扎进化学合成领域。这个新颖的领域把她深深吸引住了。在这里，她可以自由学习从有机化学到生物化学，以及药学、生物学等方方面面的新知识。虽然她一直希望自己能够获得博士学位，但最终她还是做出了人生中一个非常重大的决定——放弃正在攻读的布鲁克林理工学院的博士学业，全身心地投入嘌呤类化合物的研究中。毫无疑问，这是一个非常明智的选择，因为当时还很少有人进行这项研究。像希钦斯一样，她从寻找可抑制 DNA 的化学物质着手，再加入自己的改良方法。伊莱昂的研究思路比较独特，她没有从成堆的未知化学物质中随机筛选，而是运用当时还很少见的质谱仪等先进仪器来专注地研究嘌呤化合物。嘌呤是环状分子，因其中心的 6 个碳原子参与构建 DNA 而为人所知。她认为在 6 个碳原子中的每一个，加上不同的化学侧链，就可以产生几十种新的嘌呤变体。其中一种分子 2,6- 二氨基嘌呤即使给动物进行微量施药，仍然具有极强的毒性，而另一种分子则闻起来像是提纯过 1 000 次的大蒜。

可是，如此多的分子要么不稳定，要么一点也没用。但是，伊莱昂从不灰心，始终热情地寻找有效的嘌呤化合物。直到 1950 年，她发现一种化合物可以中止白血病细胞的形成，在动物身上和人身上也能有效地抑制白血病，虽然服用的动物和人都出现复发现象并最终死亡。希钦斯对此表示了极大的兴趣，认为这种化合物可以干扰生物体内正常的嘌呤代谢，影响核苷酸即 DNA 的正常功能，通过这种机制可以治疗肿瘤。而这种机制也被多个科学家团队的研究所印证。这种物质后来被称为 6-巯基嘌呤，它是一种嘌呤抑制剂，化学结构与次黄嘌呤相似，能够竞争性地抑制次黄嘌呤的转变过程，干扰细胞内 DNA 生物合成，阻止癌细胞分裂。仅仅用了几个月，6-MP 就通过了培养皿中的细胞测试，之后，被寄往纽约的斯隆凯特林癌症研究所用于人体测试。

　　第一个目标是当时备受医学界关注的罕见肿瘤——急性淋巴细胞白血病。两位内科医学家约瑟·布亨纳和洛伊丝·玛丽·墨菲在纪念医院启动了一项临床试验，对患有急性淋巴细胞白血病的儿童使用 6-MP，其快速的疗效令人震惊。治疗后仅仅几天，骨髓和血液中的白血病细胞就减少，甚至消失。然而，疗效短暂，仅能维持数周，就会再度复发，令人失望。于是医生们开始联合使用其他药物，最终达到了 80% 的治愈率。

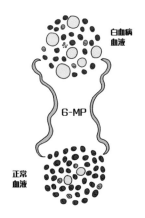

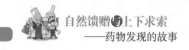
由于希钦斯与伊莱昂在药物研发及药物作用机制方面的重要发现，1988 年，他们共同获得了诺贝尔生理学或医学奖。诺贝尔奖评审委员会评价他们的工作有"基础性的重要意义"，因为他们开拓了药物的理性设计与合成：有选择性地进行有特定结构的药物分子合成。除此之外，伊莱昂于 1991 年获得美国国家科学奖章，成了第一位入选美国国家发明家名人堂的女性。

6-MP 的使用忠告

尽管 6-MP 用于临床治疗儿童 ALL 已有 60 余年，其作用机制尚未完全阐明，与治疗相关的肝毒性及骨髓抑制仍是临床医生面临的巨大挑战，须密切监测。

6-MP 的个体化给药：由于个体遗传因素的影响，6-MP 的临床疗效和不良反应个体差异大。研究显示，6-MP 骨髓抑制不良反应与 TPMT 和 NUDT15 基因多态性关系密切，建议基于基因检测结果给予初始剂量，同时，结合 6-MP 体内代谢物 6-硫代鸟嘌呤核苷酸（6-TGN）的浓度进行个体化剂量调整，可保证疗效最大化和不良反应最小化。

6-MP 的干扰诊断：白血病患者有大量白细胞被破坏，在服用本品时破坏更多，致使尿液及血液中尿酸浓度明显增高，严重者可产生尿酸盐肾结石，须警惕 6-MP 引起的高尿酸血症。用药期间应定期监测肾功能。

精神科的"青霉素"
——氯丙嗪

精神分裂症（schizophrenia）是一种慢性致残性精神障碍，个人的知觉、思维、情感与行为方面发生障碍，精神活动与现实脱离，出现反应迟钝、行为退缩或过激等情况，通常在青年或者壮年时期发作，反复发作、不易治愈。根据世界卫生组织数据，全球超过2 300万人患病，终生患病率达 3.8‰～ 8.4‰。

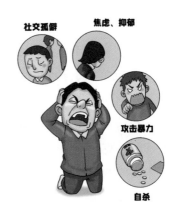

精神分裂症的高住院率与高致残率是直接导致患者及其家庭贫困的直接原因。此外，部分行为过激患者还会带来社会安全问题。该病在任何国家都是重点防治的主要精神疾病。21世纪以来，中国启动了重型精神疾病管理与治疗项目，并颁布了《中华人民共和国精神卫生法》，以保障精神疾病患者的各项权益。

精神科的"青霉素"

氯丙嗪的发现改变了当时通过拘束、水淹、电击、脑叶切除等非科学的治疗方法。它的应用是精神疾病治疗史上的里程碑，改写了无数精神病患者的一生，故被称为精神科的"青霉素"。

其发现的过程也颇具传奇色彩。在1950年以前，从海蜗牛分泌物中提取的紫色物质，是一种很罕见的染料，十分稀少和昂贵。因需求量颇大，当时很多染料公司都在做合成染料研究，从中还发现了很多药物，氯丙嗪正是基于亚甲基蓝染料合成发现的。

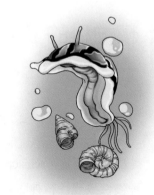

科学家们本想从这些合成染料中找到抗疟疾的药物，却发现部分药物具有抗组胺作用，其中就有异丙嗪。时值巴黎的外科医生亨利·拉博伊特（Henri Laborit）期望使用抗组胺药来减少手术患者的麻醉休克问题，试验方案中正好有异丙嗪。当患者使用异丙嗪后，手术需要的麻醉量变少了，患者的状态也变得更为放松和平静（镇静、嗜睡作用），术后恢复也更好，于是发表了一篇临床观察论文。没想到，这篇没有数据的文章，促使罗纳·普朗克公司着手研究作用于中枢神经系统的药物。很快，化学家保罗·卡本提（Paul Charpentier）就在异丙嗪的基础上合成了氯丙嗪，并发现它具有明显的镇静作用。

拉博伊特医生随即研究起氯丙嗪对手术患者的作用。1952年，他发表了一篇报告，建议将之应用到精神病治疗中。精神病学家皮埃尔·丹尼克（Pierre Deniker）和让·德雷（Jean Delay）立即对此产生了兴趣，通过研究发现氯丙嗪可以明显减轻精神病患者的幻觉和躁狂等症状，并在法国精神病学和神经病学大会上汇报

了他们的发现。同年，药品上市后，法国的精神科医生开始广泛
使用氯丙嗪，急、慢性患者的情况得到缓解和明显改善，大部分
患者甚至可以顺利生活和工作。在氯丙嗪引入美国 8 个月后，许
多州的精神病院甚至因为缺少患者而关门了。这件事引发了全球
医学界的轰动，氯丙嗪因此被称为抗精神病史上伟大的医学发现
之一，也被喻为精神科的"青霉素"。

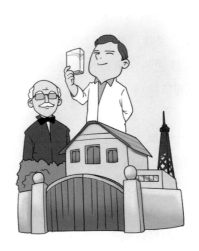

　　1957 年，我国研制的氯丙嗪问世。1964 年，全世界已有 5 000
多万人使用了该药，精神病患者再也不用被迫终身待在医院了。
　　作为治疗精神病的第一种药物，氯丙嗪功不可没。但随着时
间的推移，它的副作用也逐渐被发现：中枢抑制作用、M 受体阻
断症状（视力模糊、口干、无汗、便秘等）、α 受体阻断症状（鼻
塞、血压下降等），以及锥体外系反应（强迫性张口、伸舌、斜颈、
呼吸障碍、吞咽困难、静坐不能、帕金森样症状）等。锥体外系
反应这种副作用在长期服用氯丙嗪时，甚至可以引发迟发性运动
障碍。

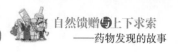
　　基于这个问题，科学家们开始了非典型抗精神分裂症药物的研发热潮。与典型抗精神分裂症药物相比，非典型抗精神分裂症药物具有作用谱广、疗效好、安全性高等特点，锥体外系反应少或无，目前已广泛应用于临床，主要药物有氯氮平、利培酮、奥氮平、喹硫平、阿立哌唑、哌罗匹隆、伊潘立酮等。

　　抗精神病药物的历史也是典型抗精神病药物到非典型抗精神病药物的发展史，虽然新的非典型抗精神病药物时代早已到来，而氯丙嗪由于不良反应较多，已退居二线用药，但是不可否认，氯丙嗪开创了精神分裂症药物治疗的新纪元，因此《英国医学杂志》把氯丙嗪列入其创刊以来最伟大的医学发现，它标志着真正的生物学和社会心理精神病学时代的到来。

氯丙嗪的使用忠告

　　服用方式：口服。从小剂量开始，一次 25～50 毫克，每天 2～3 次，每隔 2～3 天缓慢逐渐递增至每天 300～450 毫克，分次服，症状减轻后再减至每天 100～150 毫克。服药后要避免过度光照，建议出门做好防晒。

　　特殊人群：服药期间不得饮酒。用药期间不宜驾驶车辆、操作机械或高空作业。6 岁以下儿童慎用，6 岁以上儿童酌情减量。老年人应从小剂量开始，缓慢加量，应视病情酌减用量。孕妇慎用。哺乳期妇女使用本品期间停止哺乳。

　　禁忌证：基底神经节病变、帕金森病、骨髓抑制、青光眼、昏迷及对吩噻嗪类药物过敏者。

　　药物过量：可出现表情淡漠、烦躁不安、吵闹不停、昏睡，严重时可出现昏迷。还可有严重锥体外系反应，即中枢神经系统对锥体外系控制失调，使得锥体外系兴奋性增强，肌力和肌紧张度失控，从而引起一系列相关症状和体征变化。与此同时，对心血管系统也有影响，可出现心悸、四肢发冷、直立性低血压、休克，严重者可出现心搏骤停。因本品镇吐作用强,故用催吐药效果不好。应在6小时内用1∶5 000高锰酸钾液或温开水反复洗胃，直至胃内回流液澄清为止。注射高渗葡萄糖注射液，可促进利尿、排泄毒物，但输液不宜过多，以防心力衰竭和肺水肿。

从仓皇退市到悄然回归
——沙利度胺的起死回生记

说到沙利度胺（又名反应停），大家可能会很自然地联想到"反应停事件"，觉得这是一个令人心惊胆战又后怕无穷的药物。但是，您知道吗？退市多年后，沙利度胺再度"逆袭"，成为治疗麻风病性结节性红斑、多发性骨髓瘤的有效药物。

偶然发现与快速上市

关于沙利度胺的发现，历史上是有争议的。说法一：1953 年，瑞士一家制药公司在研发抗菌药物时合成了一种化合物沙利度胺，因没有强大的抗菌药物活性而被放弃。1954 年，德国第三帝国军队的医务科学家海因里希·穆克特（Heinrich Mückter）在西德一家名为格兰泰（Chemie Grunenthal）的制药公司领导一个小型研究部门，在研制新的抗生素的实验过程中，偶然发现了一种小分子的化学物质，将其称为沙利度胺。说法二：1953 年，瑞士的一家名为 Ciba 的药厂（瑞士诺华公司的前身之一）首次合成了一种名为"反应停"的药物。此后，Ciba 药厂的初步实验表明，此种药物并无确定的临床疗效，便停止了对此药的研发。与此同时，西德药厂格兰泰却在药理研究中发现，沙利度胺虽无抗菌特性，却能对中枢神经系统起到奇特的镇静催眠作用。在老鼠、兔子和狗身上的实验并没有发现沙利度胺有明显的副作用（事后的研究显示，其实这些动物服药的时间并不是沙利度胺作用的敏感期，且不同的动物种属对沙利度胺致畸作用有明显差异）。进一步研究发现，沙利度胺具有较好的镇静、安定、催眠作用，起效快，睡眠深，醒后又没有头昏、乏力等副作用，因此在临床上很快得到推广。后来，该药又被推荐用于妇女妊娠反应的治疗。

　　1957 年 10 月，格兰泰公司将沙利度胺以商品名"反应停"正式推向市场，并随之展开了铺天盖地的夸大宣传，沙利度胺被描述成一个包治百病的"神奇药物"，一时间风靡欧洲、非洲、拉丁美洲、大洋洲（澳大利亚）和亚洲（主要在日本和中国台湾地区）。药品生产厂家宣称沙利度胺是"没有任何副作用的抗妊娠反应药物"，成为"孕妇的理想

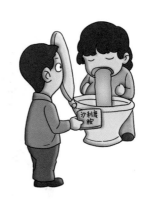

之选"（当时的广告语）。殊不知，这看似理想的药物背后竟蕴藏着无数悲剧。

"海豹儿"的悲剧

　　1959—1961 年，德国和澳大利亚的医生不约而同地注意到，一种罕见的新生儿畸形比率异常升高。这些胎儿没有臂和腿，手和脚直接连接在身体上，犹如一只海豹的肢体，被形象地称为"海豹儿"。经流行病学调查，人们才知道引起大量胎儿畸形的罪魁祸首就是沙利度胺！大多数生下畸形儿的妇女都是在怀孕 3 个月之内服用过此药的，而这个阶段正是胎儿肢体分化发育的阶段，药

物影响了胎儿的肢体发育，导致他们在母体内孕育的时候就被生生地"折断"了"飞翔的翅膀"与行走大地的双脚，多么残酷的一幕！"反应停事件"给无数的家庭带来了巨大的伤害！1961年11月底，格兰泰公司迅速收回了市场上所有产品。这种药物不再被允许销售，但1万多名"海豹儿"已经无法挽救，还有相当数量的婴儿胎死腹中；在欧洲就有超过2 000例婴儿死亡，超过10 000例带有海豹肢畸形或相关异状的婴儿出生；全球46个国家，大约有12 000名受害者！

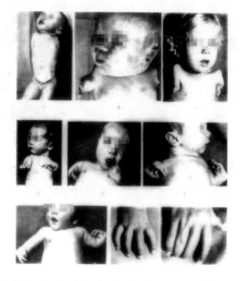

　　虽然沙利度胺上市时风靡全球，但有一个国家一直没有允许其上市，也鲜有受害者，这就是美国。为何美国如此幸运？这都要归功于美国药品监督管理局（FDA）的职员弗朗西斯·凯思琳·奥尔德姆·凯尔西（Frances Kathleen Oldham Kelsey）女士。1960年，凯尔西刚到FDA任职，1个月后，便接手沙利度胺在美国上市的申请。凯尔西看了申请书，发现沙利度胺以治疗孕妇晨起呕吐和恶心为名申请上市，她突然想起快20年前的一件往事：当年她和丈夫合作研究抗疟疾药物，在实验用兔子身上发现药物可以通过胎盘造成胎儿畸形。为此，她一直关注孕妇用药的安全性，对这个申请格外慎重。凯尔西要求沙利度胺在美国的代理公司（梅里尔公司）提供更多的动物试验和所有临床试验数据，证明该药真正安全后才能批准。1961 年，就在凯尔西和梅里尔公司僵持不下时，澳大利亚和欧洲地区都发现了海豹肢畸形与沙利度胺有关。正是凯尔西以超凡的勇气阻止这种药进入美国销售，才使美国侥幸逃过一劫。

后来的研究发现，化学反应合成的沙利度胺实际上是由两种各占 50% 的空间结构呈镜面对称的化合物组成，这一对化合物的相似性就像我们的左右手，难以区别，被称为手性化合物。被格兰泰公司推向市场的沙利度胺是外消旋化合物（指两种对映异构体以等量的形式共同存在于晶格中，形成均一的结晶），其中的右手构型化合物（$R-$ 构型）具有抑制妊娠反应和镇静的作用，而左手构型化合物（$S-$ 构型）则有致畸性，罪魁祸首就是它！ 30 余年之后，罗伯特·达马托（Robert Damato）研究证实了沙利度胺确实能抑制血管生长，从而抑制胚胎肢体的发育。

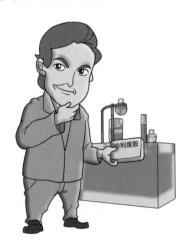

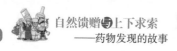

起死回生后的悄然回归

可是，谁会想到，30 多年了，事件的阴影还没有完全散去之时，这个"臭名昭著"、令人"闻之色变"的害人之药竟然又悄然回归，成了治疗麻风、多发性骨髓瘤及癌症的重磅药物呢？

1964 年，一位以色列医生雅各布·舍斯金（Jacob Sheskin）为一位结节性红斑病患者进行治疗，这位患者异常痛苦，全身长满了湿润性疖子，根本睡不着觉，用什么镇静剂都不好使。无可奈何之下，舍斯金决定试一试沙利度胺。结果出人意料，患者不但能睡着觉了，而且疼痛也缓解了，疖子也在慢慢地好转。这个发现真是令人鼓舞，也激发了一些人开始探索它的作用机制。随后的临床研究一致报告了使用沙利度胺成功治疗中度至重度麻风性结节性红斑的皮肤症状的情况。

1991 年，美国塞尔（Celgene）制药公司副总裁索尔·巴尔与公司首席科学家一同前往纽约，访问洛克菲勒大学麻风病专家杰拉·卡普兰（Jayla Kaplan）教授。本来，两位公司高管想与卡普兰教授讨论开发一种治疗肺结核的药物，在讨论中，卡普兰教授突然插话说："你知道我有一个很好的项目，那就是开发反应停新的临床适应证。"结果讨论主题被替换成沙利度胺的合作开发。卡普兰竭力建议塞尔公司开发这个项目，而这涉及已经退市的老药沙利度胺，在全球医药行业内，这是个让人恐惧并臭名远扬的药物，没有任何其他药物可以像它那样燃起人们可怕的回忆了。

然而，正是这次访谈，改变了塞尔公司的研发方向。1992 年，塞尔公司决定买断沙利度胺新的临床适应证的全球开发与市场营销权。这一大胆的决定遭到华尔街许多分析师的怀疑，并在公司内部引起了很大争议，甚至遭到了强烈反对。接手开发世界上名声狼藉并已撤离市场的药物？还想以这样的项目为基础，建立一家医药企业？这怎么可能？卡普兰教授为什么要提议开发沙利度胺呢？其实早在 1961 年，美国医生杰拉尔德·黑杰森（Gerald Rogersen）就曾在《柳叶刀》上发表文章，指出：沙利度胺既然能在一定条件下抑制组织细胞的生长，那么可以通过对它进一步的研究来开发新的抗癌药物。但是这一提议并没有得到更多医生的响应，因为它带给人们的阴影实在是太深重了！

卡普兰教授发现"反应停"对结节性红斑能够发挥抗炎作用，原因在于它能抑制患者体内的肿瘤坏死因子 -α（TNF-α）。TNF-α是一种细胞因子，作为化学信使，由白细胞在感染中产生并释放，可帮助人体对抗入侵的生物体。沙利度胺抑制 TNF-α 的作用，使得它可能成为一种免疫调节和抗炎药物。正是在这样的前提下，1994 年，塞尔公司决定彻底放弃从前的主营业务，专注开发与沙利度胺相关的药物。加拿大沙利度胺受害者协会负责人伦道夫·沃伦说道："我们知道这是未来，但对我们来说，这是一个非常昏暗的日子。犹如我们得到了一个药盒上带有骷髅头标记的新药。"这种担忧不是没有道理，毕竟过去的伤害太大太深。为了避免类似悲剧的发生，FDA 和塞尔公司设置了非常严格的措施，加强了医师培训及针对患者的教育，以确保用药安全。沙利度胺"再上市"针对的是麻风病和多发性骨髓瘤等疾病，效果得到了临床证实和医生肯定。

沙利度胺的使用忠告

沙利度胺具有严重的致畸作用，经历"反应停事件"后撤市，到新适应证获批再上市，经历了曲折的过程，临床使用应引起重视，才能避免悲剧重演。

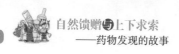

女性患者：在沙利度胺治疗前至少4周、治疗期间和停药后4周内应采取有效的避孕措施，避免怀孕。具有生育能力的女性应避免与沙利度胺片表面接触，一旦不小心接触到，接触区域应用香皂和清水洗净。因在怀孕期间服用沙利度胺会对未出生胎儿引起严重的出生缺陷和死亡，所以在怀孕期间不应服用本品。

男性患者：因沙利度胺可分布到精液中，男性患者在沙利度胺治疗期间和停药后4周内，在与有生育能力的女性，包括既往有不孕不育史的患者发生任何性接触时，即使已经做了输精管切除术，也必须使用避孕套。男性患者治疗期间伴侣怀孕，必须马上停止使用沙利度胺，并咨询医生对胎儿做相应的处理。

跨越世纪的发现
——钙通道阻滞剂

钙通道阻滞剂，又叫钙拮抗剂，主要通过阻断心肌和血管平滑肌的钙离子通道，抑制钙离子内流，减弱心肌收缩力，降低外周阻力，临床上主要用于高血压、冠心病、心绞痛和心律失常等心血管疾病的治疗。钙通道阻滞剂是如何被发现的呢？

操作"失误"带来的科学发现——"VIP 通道"

1882 年，在伦敦大学实验室里，英国生理学家西德尼·林格（Sydney Ringer）正带着他的助手探索维持青蛙心脏体外跳动的溶液条件。他们首先把生理盐水注入青蛙心脏，发现盐水灌注后心脏最多可持续跳动半小时。他们不断尝试不同的溶液条件以期延长心脏跳动的时间，但实验一直没有突破，陷入胶着的状态。这天，西德尼和助手又重复了一次实验。但是这次在同样灌注生理盐水后，青蛙的心脏并不是像之前一样，跳动半小时就停了，而是连续跳动了好几个小时。作为一名科学家，西德尼直觉判断这次实验肯定有不一样的地方。于是他叫来助手，仔细盘问了本次实验的流程，实验助手怀着忐忑的心情告诉西德尼，他这次在制作盐水溶液时没有使用蒸馏水，而是用了普通自来水。西德尼断定就

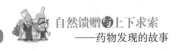

是这样一个偶然的操作"失误"导致了本次超常的实验现象。根据此线索，西德尼推测自来水中一定有某些物质引起这次异常的生理活动。进一步对自来水的成分进行分析发现，原来自来水中的钙离子是维持青蛙心脏跳动所必需的成分。经过反复实验，西德尼终于配制出一种新的生理盐水，它被命名为林格氏液。这个意外的发现并没有止步于此，钙离子对心脏的作用引起了医药学界的注意。之后几十年，随着研究的深入，科学家们逐渐认识到细胞外的钙离子会通过一种"VIP通道"，即钙离子通道，进入心肌细胞，促进心肌和血管平滑肌的收缩，增加血管阻力，导致心血管事件的发生。基于此，科学家们进一步猜想如果可以阻断钙离子通道，那么就可以抑制钙离子内流，从而有效治疗心血管疾病。

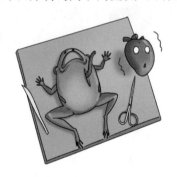

曲折的钙通道阻滞剂发现之路

1959年德国克诺尔制药公司合成了维拉帕米，发现它对心律失常疗效很好，并于1963年9月上市，商品名为"异搏定"。同时，德国赫希斯特化学公司研制出普尼拉明，可扩张心脏冠状动脉，提高氧的储备。虽然这两种药疗效突出，但它们到底是怎么发挥作用的，两家公司都无法给出明确解释。阿波切特·弗兰克斯泰因（Albrecht Fleckenstein）是德国著名的生理学家，在业内具有很高的学术威望。于是两家公司找到弗兰克斯泰因，希望他能研究清楚这两种药物的具体作用机制。弗兰克斯泰因欣然接受了这个挑战，马上和同事一起对这两种新药进行研究。他们发现这两种药物对心脏的作用和心肌细胞脱钙的表现高度相似。令他们惊喜的是，钙离子可以逆转这种心肌抑制作用。凭借多年科研的敏锐直觉，弗兰克斯泰因认为这两种药物

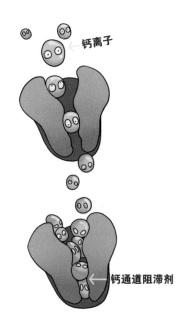

钙离子

钙通道阻滞剂

是通过阻断钙离子内流而发挥作用的，他因此提出了一个全新的概念——"钙通道阻滞药"。这本应该是一个轰动医药学界的重大发现，弗兰克斯泰因团队也公开发表了相关研究成果，但是由于他们的研究论文写的是德文，除了国内的科学家有所了解，国际上对此成果知之甚少。

　　1967 年，弗兰克斯泰因参加了一场探讨普尼拉明与维拉帕米作用机制的学术研讨会。在大会上，弗兰克斯泰因向其他学者提出了他的钙离子通道阻滞理论，但当时并没有得到认可。虽然这次会议并没有使钙离子通道阻滞学说被学者们广为接受，但通过这次会议，钙通道阻滞引起了研究者们的广泛注意，研究者们对钙离子进行了细致深入的研究。之后分别于 1979 年和 1981 年在墨西哥举行了两次"钙、钙拮抗剂和心血管疾病"的国际专题研讨会，研究者们广泛认可了钙通道阻滞在心血管疾病中的作用。

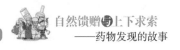

钙通道阻滞剂的"升级改造"

20 世纪 60 年代末，弗兰克斯泰因又测试了一种叫作硝苯地平的二氢吡啶类药物，结果发现这是他测试过的最有效的钙通道阻滞剂。硝苯地平也成为应用时间最长、范围最广的第一代钙通道阻滞剂。随后 10 年间，硝苯地平先后被用于治疗心绞痛和高血压。1992 年，德国一家公司将渗透泵控释技术与硝苯地平相结合，制成了硝苯地平控释片，可在体内定时定量释放药物，更平稳地降低血压。然而第一代钙通道阻滞剂可能会导致心肌毒性，如心肌梗死或心功能不全。为了降低毒副作用，科学家们又开发了第二代钙通道阻滞剂，包括非洛地平、拉西地平、尼卡地平、尼群地平、尼伐地平、伊拉地平、巴尼地平、马尼地平、乐卡地平、依福地平、阿折地平等。20 世纪 80 年代，英国一家医药公司以硝苯地平为模板，参考第二代钙通道阻滞剂的药理、药效及药动学特征，进行结构改造，发现了氨氯地平，一种长效的第三代钙通道阻滞剂。除了二氢吡啶类药物，常用的钙通道阻滞剂还有两类：苯烷胺类，如维拉帕米、戈洛帕米、噻帕米等；苯并噻氮䓬类，如地尔硫䓬、克仑硫䓬等。

钙通道阻滞剂的使用忠告

尽管钙通道阻滞剂已有较长时间的临床使用经验，但仍有许多注意事项。

钙通道阻滞剂的药理作用：钙通道阻滞剂选择性地阻断电压门控性钙离子通道，把这个通道阻断了，细胞外的钙离子就流不到细胞内了，也就抑制了钙离子所调节的细胞功能，比如血管平滑肌细胞和心肌细胞的功能。

　　钙通道阻滞剂的选择：钙通道阻滞剂广泛用于治疗心律失常、高血压、心绞痛等疾病。对于不同的疾病，具体应该怎么选择呢？二氢吡啶类药物，也就是大家熟知的"地平类药物"，主要对血管平滑肌细胞有作用，对心肌细胞作用比较弱，所以比较适合于高血压的治疗。不同的是，非二氢吡啶类药物对心肌细胞有比较强的作用力，可以降低冠脉阻力而增加冠脉血流，可以扩张血管减少外周阻力、减少心脏负荷，所以临床上主要用于心绞痛和心律失常的治疗。

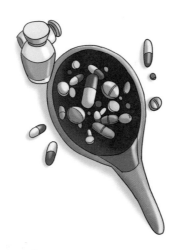

　　钙通道阻滞剂的不良反应：地平类药物最常见的初期不良反应是脸红、发烫，这是由于地平类药物扩张了面部的小血管，而对脑血管的扩张作用还可能造成眩晕、头痛。扩张毛细血管可能导致踝部水肿。如果血管扩张过度，还可能发生低血压，引起交感神经反射性兴奋、心率增快等。非二氢吡啶类药物，如维拉帕米、地尔硫䓬等，不良反应主要有心动过缓或房室传导阻滞等。用药时如果发生严重不良反应，请及时就医。

"不务正业"的降压药物
——螺内酯

20世纪60年代,美国开发了一种治疗高血压的橘黄色片剂——螺内酯。直到如今,螺内酯仍在全球广泛应用。螺内酯原本是一款治疗高血压的药物,随着长时间应用,在临床实践中逐渐展现出了许多意想不到的功效。

闪亮登场

最初,研究者以治疗高血压为目的来开发螺内酯,是因为它有着保钾利尿的作用机制,服用这种药物会使人体内大量的水分和钠离子(Na^+)排出,并把钾离子(K^+)保留下来,从而减少血容量,达到降低血压的功效。在螺内酯问世之前,临床上的利尿剂在促进排出水分的同时,也会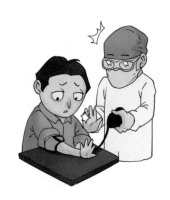排出体内的 K^+,长期服用会导致低钾血症,引起肌无力甚至心血管疾病,而螺内酯不消耗 K^+ 的特点让它的功效更加安全可控。

　　说到螺内酯的作用机制，我们不得不提到与之息息相关的醛固酮，因为螺内酯最初是作为醛固酮拮抗剂被开发出来的，在药品分类上属于"利尿剂"。肾素－血管紧张素－醛固酮系统（RAAS）是人体维持血压、血容量和水盐平衡的内分泌系统。这个系统中，肾素是总指挥官，它发号施令，促进机体产生血管紧张素，随后血管紧张素发信号给肾脏的肾上腺皮质球状带——醛固酮的诞生地。醛固酮在接收到身体的指令后，随血液进入肾脏远曲小管和集合管上皮细胞内，与醛固酮受体结合，前往细胞核，指挥细胞产生一系列细胞膜转运蛋白，使细胞对 Na^+ 的通透性和水的重吸收增加，促使 K^+ 排出增加。就这样，醛固酮在肾远曲小管、集合管发挥着保 Na^+ 保水、维持血容量和平衡水盐的作用，成为维持机体血压稳定 RAAS 中的重要一员。而当醛固酮的产生过多时，由于过度保 Na^+ 保水和排 K^+，导致机体血容量增多，出现顽固性高血压。为了阻止过量醛固酮给机体造成的破坏，人们开始使用醛固酮受体拮抗剂——螺内酯，来阻断醛固酮的生理功能。于是，螺内酯被研究者关注并作为抗高血压药物批准上市。

退居二线

　　尽管是醛固酮的拮抗剂，但是螺内酯对醛固酮的拮抗作用并不具有特异性。螺内酯的分子结构与很多甾体激素相似，当它存在体内的时候，包括睾酮、黄体酮和皮质醇受体在内的其他受体也可与之结合成为复合物。这就造成螺内酯对性功能具有副作用：如男性会出现胸部疼痛和男性乳房发育，处于月经前期的女性会出现月经不规律。因为这样棘手的副作用，螺内酯并不会作为降压药的首选。

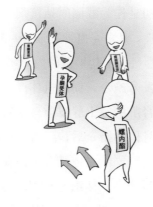

重获新生

然而随着对疾病认知的不断加深，这款老药又迎来了新生。

螺内酯面世 60 多年后，医生们在临床实践中发现了它对心衰的有效作用，使得它成了世界卫生组织基本药物清单中针对这一指征的药物之一。

螺内酯曾经令人头疼的副作用后来逐渐成了部分人群的治疗靶点。30 多年前，研究者通过临床观察发现服用螺内酯可以改善多毛症和痤疮，还证明了螺内酯的抗睾酮活性，并将这些发现发表在学术期刊上。从此，螺内酯这项曾经令人无奈的副作用开始被研究用来治疗多毛症和痤疮（尤其是性激素性痤疮）。此外，这一作用还受到跨性别群体的青睐，在美国成了最常见的抗雄性激素药物，用来促进包括乳房发育在内的第二性征的发育。

螺内酯还特别受健美运动员的青睐，在比赛前，运动员经常使用螺内酯来对身体中的水分进行短期调整，用于辅助脱水，从而让肌肉线条轮廓等更加明显。

此外，螺内酯还可用于治疗女性脱发。有些女性因为男性荷尔蒙过量产生而失去了头发，也称为雄激素性脱发。螺内酯作为一种抗雄性激素，服用螺内酯可使这一人群的头发变得更浓密。但是，螺内酯并没有被批准用于脱发治疗。这种用法属于超说明书用药，在决定使用前一定要与医生进行沟通。

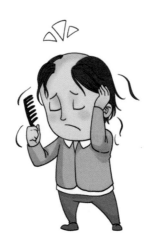

螺内酯历尽坎坷，从最初的闪亮登场到退居二线，在即将退出历史舞台的时刻，意想不到的功效又让它重获新生，受到人们青睐。它的一生启发我们：穷则思变，变则通，通则达，山重水复疑无路，柳暗花明又一村。

螺内酯的使用忠告

在临床上，螺内酯主要与其他利尿药合用，治疗充血性水肿、肝硬化腹水、肾性水肿等水肿性疾病，还可以作为治疗高血压的辅助药物。此外，螺内酯可用于诊断和治疗原发性醛固酮增多症。它可与噻嗪类利尿药合用，增强利尿效应，预防低钾血症。

但是，服用螺内酯也要严格遵循医嘱。高钾血症患者严禁使用该药物，患有无尿、肾功能不全、肝功能不全，低钠血症、酸

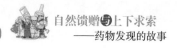

中毒的患者需谨慎使用螺内酯。

另外，服用螺内酯应该严格遵循用药说明书：①给药应个体化，从最小有效剂量开始使用，以减少电解质紊乱等副作用的发生。如每日服药1次，应于早晨服药，以免夜间排尿次数增多。②用药前应了解患者血钾浓度，但在某些情况下血钾浓度并不能代表机体内总钾量，如酸中毒时钾从细胞内转移至细胞外而易出现高钾血症，酸中毒纠正后血钾即可下降。③本药起作用较慢，而维持时间较长，故首日剂量可增加至常规剂量的2～3倍，以后酌情调整剂量。与其他利尿药合用时，可先于其他利尿药2～3天服用。在已应用其他利尿药再加用本药时，其他利尿药剂量在最初2～3天可减量50%，以后酌情调整剂量。在停药时，本药应先于其他利尿药2～3天停药。④用药期间如出现高钾血症，应立即停药。⑤应于进食时或餐后服药，以减少胃肠道反应，并可提高本药的生物利用度。

心血管系统疾病治疗的多面手
——普萘洛尔

谈起普萘洛尔，不得不谈到两位传奇的科学家——雷蒙德·佩里·阿尔奎斯特（Raymond Perry Ahlquist）和詹姆斯·布莱克（James Black）。

阿尔奎斯特和布莱克

1948年，美国佐治亚州医学院的阿尔奎斯特发表了关于肾上腺素能神经传递的论文。他认为，体内存在两种肾上腺素受体，并将其命名为 α 受体和 β 受体。尽管这个理论是药理学不可或缺的基石，但在当初这项成果的发表可谓是命途多舛。最初的论文被《药理学和实验治疗学杂志》拒载，在亚伯奖竞赛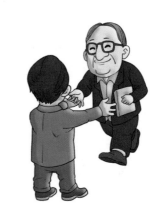中失败，辗转多次，最终才发表在《美国生理学杂志》上。正由于其颠覆性的理论，这项成果在未来的数年间无人问津，直到布莱克的出现。

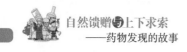

第二次世界大战结束不久，格拉斯哥大学的年轻讲师布莱克受聘成了英国帝国化学工业集团（ICI）的首批药物研究员。布莱克对肾上腺素给心脏病患者带来的有害影响产生了兴趣。当时，科学家们正在寻找通过增加心脏供氧来治疗这个问题的方法。然而，布莱克建议开发药物来消除肾上腺素对心脏的影响，从而减少心脏对氧气的需求。

阿尔奎斯特的 α、β 受体理论给了布莱克启发：他想找到一种受体拮抗剂，作为心脏病的治疗方法，一种类似于肾上腺素的合成化合物充当假钥匙与所谓的 β 受体位点结合，从而阻止肾上腺素进入。

普萘洛尔的问世

直到 1962 年，第一个 β 受体阻断剂——丙萘洛尔才被布莱克的团队研发出来，它没有让人失望，显著降低了心绞痛患者的心率，增加了运动耐量。但是令人遗憾的是，动物实验发现它会诱导小鼠体内产生胸腺肿瘤，因此，丙萘洛尔本身从未广泛应用于临床。幸运的是，科研团队又发现了一种类似的、更安全的化合物 ICI45520，后来被命名为普萘洛尔。

普萘洛尔于 1964 年正式以"心得安"的商品名称推出，并改变了心血管医学的面貌。普萘洛尔的发现被誉为 18 世纪洋地黄上市以来治疗心脏病的最大突破，它很快成为世界上最畅销的药物。

普萘洛尔属于 β 受体阻断剂，能有效抑制肾上腺素能受体激活所介导的心脏生理反应。用药后，可以降低心率，降低心肌收缩力、心排血量、血压和心肌耗氧量，这是普萘洛尔用于抗心律失常、抗高血压、抗心绞痛的主要药理基础。除此之外，普萘洛尔还广泛应用于心肌梗死、充血性心力衰竭及甲亢等疾病的治疗。

事实上，自 20 世纪 50 年代末，布莱克发现自普萘洛尔以来，β 受体拮抗剂已经彻底改变了心血管治疗领域。到目前为止，已经发布了三代药物：第一代非选择性 β 受体拮抗剂，代表就是普萘洛尔，普萘洛尔与 β_1 和 β_2 受体具有相似亲和力，因此被认为是"非选择性 β 受体拮抗剂"。由于对 β_2 受体的拮抗性，普萘洛尔会诱发支气管哮喘。为了减弱这个副作用，ICI 团队推出了普拉洛尔，作为第二代 β 受体阻断剂的代表性化合物，其对 β_1 受体表现出了比 β_2 更高的亲和力，被称为心脏选择性 β_1 受体拮抗剂。第三代 β 受体阻滞剂的代表是拉贝洛尔、布新洛尔、卡维地洛和奈比洛尔，与第二代药物相区别的是，它们具有舒张血管的作用，相对来说减轻了许多副作用。

布莱克与诺贝尔奖

普萘洛尔作为第一种有效治疗高血压的药物，使 ICI 的制药部门迅速实现了盈利，后来，此部门从母公司剥离，成为捷利康公司（Zeneca），并独立上市，其市值甚至超过了孕育它的母公司！1999 年，瑞典阿斯特拉公司和捷利康公司合并，组成了全新的公司——阿斯利康（Astra Zeneca），如今的阿斯利康已经是全球领先的制药企业，许多产品居于世界领先地位。

一个药理学家，一生当中能发现一个著名的药物已属不易，可是普萘洛尔问世后布莱克并未沉醉于现有的成就，他开始研究开发一种类似的药物来阻断组胺对胃的影响，以减少产生导致胃溃疡的酸性分泌物。然而 ICI 对这一研究领域不感兴趣，于是他选择了辞职，于 1964—1973 年与美国制药集团史克必成（Smithkline Beecham）合作了 9 年，最终得到第二个重大发现——抗溃疡药物西咪替丁。西咪替丁于 1975 年推出，销量迅速超过普萘洛尔，成为当时全球销量最大的处方药，年销售额约 10 亿美元。

布莱克凭借他的执着，先后抛出了两个"重磅炸弹"级别的药物——普萘洛尔与西咪替丁，最终于 1988 年被授予诺贝尔奖，以表彰其一生中对医药学领域做出的卓越贡献。

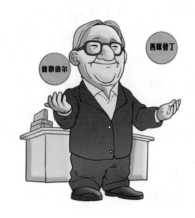

普萘洛尔的使用忠告

1. 使用普萘洛尔必须遵循的"三项原则"

递增原则： β 受体阻滞剂的个体耐受量差异较大，必须实现用药个体化，首次服用从小剂量开始。

避免过量： 需要定期检查血压、血常规及肝肾功能，确保药物安全地使用，否则存在低血压或心动过缓等风险。

慎重停药： 长期服用者用药不可骤停，尤其是冠心病和甲亢患者，骤停可能会引起严重的停药反应。

2. 禁忌证

普萘洛尔使用后可降低心率，心率较慢的患者（尤其是心率低于 60 次 / 分）需要排除是否具有严重的房室传导阻滞。严重房室传导阻滞的患者，禁用普萘洛尔。

　　支气管平滑肌上也分布有 β 受体，普萘洛尔对支气管平滑肌 β 受体也有阻滞作用，这会诱发哮喘发作。因此哮喘或者慢性阻塞性肺病的患者也禁用普萘洛尔。

　　糖尿病患者慎用普萘洛尔，其对健康人群无明显降糖作用，但能显著影响糖尿病患者体内的糖代谢水平。

外科手术的好帮手

——七氟烷

麻醉在外科手术中被引入

麻醉是现代外科手术的重要组成部分，可以使患者在无痛、安静的状态中更好地接受治疗，为手术创造良好条件。19 世纪中叶前，在没有麻醉药的时期，患者觉得外科手术类似残酷的刑罚，外科医生也抵触这种手术方式。科学家们曾尝试冰冻或淋洗待手术的部位，用力压迫患处神经、血管以达到局部感觉丧失，

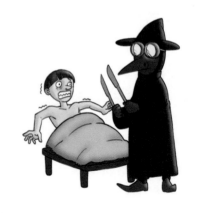

让患者饮酒至大醉等诸多措施，但其效果都不太理想或者是危险性太大，并不能有效地减轻患者的痛苦。因此，施用麻醉药进行无痛外科手术是患者期盼、医生向往的状态。现如今，麻醉药已成为现代外科手术中不可或缺的好帮手，可以实现全身麻醉和局部麻醉，手术中患者不再痛苦，外科医生做手术也能更从容。

　　麻醉药的发现与化学的发展密不可分，是化学家与临床医生共同努力的结果。全身麻醉起源于18世纪中叶，并于19世纪引入临床外科手术中，这是治疗技术的一次历史性变革。治疗技术的变革与进步离不开麻醉药的发现和不断演变。1772年，英国化学家约瑟夫·普里斯特利（Joseph Pristley）发现了氧化亚氮（笑气），是西医最早使用的麻醉药，但由于会使患者狂笑，而且会对麻醉师产生不同程度的影响，所以"笑气"在麻醉史上仅仅是昙花一现。1818年，迈克·法拉第（Michael Faraday）发现了乙醚；1846年，威廉·莫顿（Wiiliam Morton）成功示范施行了乙醚麻醉。乙醚麻醉的试验成功可视为近代麻醉学的开端。1846—1956年乙醚一直是主要的全身麻醉药，但在实际应用过程中逐渐发现乙醚具有易燃易爆、毒副作用大、抑制呼吸和循环系统的缺点，目前临床已极少使用。外科医生们一直在寻求理想的全身麻醉药。

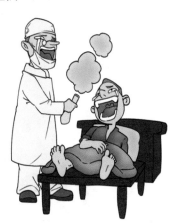

理想的全身麻醉药

　　有需求就会有进步，临床需求往往是医学与诊疗技术进步的关键推动力。基于临床外科手术的实际需要，理想的全身麻醉药

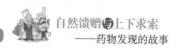
应具有诱导期短、恢复快、麻醉深度易于控制、安全且不良反应小的特点。1950 年开始，更多更新的吸入性麻醉药被相继研发出来，在烃类或醚类结构中引入氟原子（如吸入麻醉药氟烷、恩氟烷、异氟烷、七氟烷等），可降低易燃性，同时增强麻醉作用，使麻醉能够实现诱导快、苏醒迅速、毒性小，且不引起心律失常，还能增加肌肉松弛时的安全性。

七氟烷的研发

七氟烷是吸入性全身麻醉的首选药物，于 20 世纪 60 年代分别由两个独立的研究小组首次合成。其中一个团队包括巴克斯医疗器材公司的伯纳德·瑞根（Bernard Regan）博士。另一个团队包括俄亥俄州研究小组的罗斯·特雷尔（Ross Terrell）博士和路易斯·斯皮尔斯（Louise Speers）博士。俄亥俄州的研究小组也是第一个合成恩氟烷和异氟醚的团队。理查德·沃林（Richard F. Wallin）于 1975 年最先发表了七氟烷理化、药理和毒理的研究。特雷尔博士是一名优秀的化学家，合成了现在使用的大部分吸入性麻醉药，包括恩氟烷、异氟烷和七氟烷。

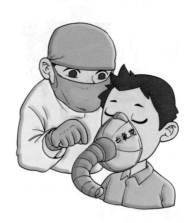

七氟烷的临床应用研究

20 世纪 80 年代后期，随着当时医疗系统门诊手术数量的快速增加和对手术室高效率运转的强烈需求，七氟烷的临床麻醉应用研究迎来了快速发展。日本丸石制药株式会社于 1986 年完成七氟烷Ⅲ期临床试验，并在 1993 年首次在日本上市七氟烷，迅速成为日本的首选全身麻醉吸入剂。随后，日本丸石制药株式会社积极与美国雅培公司合作，七氟烷于 1995 年 6 月获得美国 FDA 批准上市，成为全球最常用的麻醉剂之一。相比其他吸入麻醉剂，七氟烷具有全麻诱导迅速、苏醒快、对循环影响小、对呼吸道无刺激、安全性高的优点，让患者能够安全舒适地度过麻醉诱导过程，避免患者出现恐慌和不适。它在临床的应用范围越来越广泛，目前已是吸入麻醉药中当之无愧的领头羊。

七氟烷的使用忠告

七氟烷是医院严格管控的处方药，按照规定只能由接受过麻醉培训的专业医疗人员使用，实施精准控制用量，如果吸入过量，就很容易导致肌肉麻痹甚至会危及生命。目前，具有成瘾性的麻醉药品和精神药品在我国实行严格的管制，而七氟烷因为不具有成瘾性未能被列入药品监管范围内，对非法售卖者往往难以适用刑法进行打击。七氟烷的生理特性决定了其滥用是非常危险的，社会危害极大，有必要纳入管制药品的范畴，加强管理，对违规售卖的行为进行严厉打击。

"跑偏"的实验
——顺铂发现趣史

对很多人来说，知道顺铂这个药可能是因为听过环法自行车赛的英雄兰斯·阿姆斯特朗（Lance Armstrong）和癌症抗争的故事。阿姆斯特朗正是通过顺铂战胜了睾丸癌并创造了体育史上的奇迹。铂类药物开发于20世纪60年代，自1978年第一代铂类抗肿瘤药物顺铂在美国上市至今，铂类新药研究开发经历了40多年的发展历程。顺铂是药物中百里挑一的少数民族——无机化合物；它是现如今抗肿瘤药物中的"明星"，因其独特的抗癌机制和广泛的抗癌谱，因此也被誉为"抗癌药里的青霉素"。然而"明星"抗肿瘤药的发现竟来源于一个"跑偏"的生物研究，本来只想消个毒，一不小心却发现了抗癌神器。

"跑偏"的实验

在药物历史博物馆里，我们翻看顺铂的档案，最早可以追溯到1845年，意大利化学家佩纶（Michel Peyrone）将其合成，此后110多年的历史长河中，顺铂一直在实验室里"躺平"。直到20世纪60年代初，生物物理学家罗森博格（Barnett Rosenberg）在研究电流能否刺激细菌分裂时，才偶然挖掘了顺铂的生物学效应。

用一个物理学家的头脑去思考生物现象，罗森博格的想法有时是非常奇特的。一次，他看到细胞有丝分裂的丝状物，突然想到这种形状与电场或磁偶极场方向图非常相似，于是他开展了电场对细菌分裂影响的研究，以求达到消毒医疗器具和保存食品的目的。他装置了一个细胞连续培养室，在培养室里安装了一对铂电极去验证自己的想法。人们一般认为铂是惰性金属，可以免除电极金属的影响，突出电场的作用。为了评估测量的可信度和校正测量仪器，他先用大肠杆菌测试仪器是否正常。

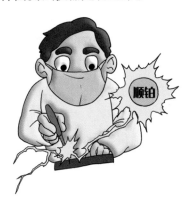

顺铂

罗森博格在研究中发现，起初大肠杆菌在培养液中快速地繁殖，液体变得浑浊。但在开始通电 2 小时后，培养液又变得清澈了。在显微镜下观察到大肠杆菌停止了生长和分裂。看起来他的"电场能抑制细菌"这项假设真的成立了。然而后续的实验却令人困惑，其他金属材料的电极都不会产生抑制细菌的效果，只有铂电极能做到这一点。他开始意识到，这是电极材料释放出的金属离子产生了作用。他认为这项发现可能对治疗癌症有帮助，于是他将发现报告给了癌症研究所。同时罗森伯格开始转变研究方向，由原来研究的大肠杆菌转向肿瘤，对此新的现象继续深入研究。他发现就是顺铂抑制了大肠杆菌的细胞分裂，并且首次在细胞和老鼠活

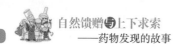

体水平上证明了顺铂具有抗肿瘤作用。这一具有划时代意义的研究于1969年发表在 *Nature* 上，该论文迄今已经被引用接近 2 000 次。

"不太顺利，一路颠簸"

偶然发现了有趣的实验结果，罗森博格教授不仅仅只是从自己的领域进行深入研究，他还主动寻求其他相关领域的科学家的帮助。在顺铂的研究过程中，先后有微生物、无机化学、分子生物学、生物化学、生物物理、病理学、药学专家的研究参与。正是这么多学科的研究人员的共同努力才使罗森伯格的偶然发现成为人类抗癌史上的重大成功。1971年顺铂进入临床试验，被发现有较强的广谱抗癌作用。从发现到最终临床使用，其间经历可谓颠沛流离。由于顺铂严重的肾脏毒性，以及引起的恶心、呕吐反应，都让它在抗肿瘤队伍中立足不稳。所幸的是，随着利尿剂及止吐药的临床应用，顺铂的地位又得以巩固。在那个年代，美国许多肿瘤科病房里，柠檬黄色的顺铂液体无处不在，当然，也同时伴随着患者们狂吐不止的景象。

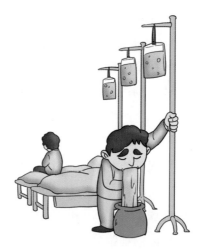

"美誉加身，三头六臂"

可以说，顺铂在"抗肿瘤药圈"里，是个三头六臂、广结善缘的家伙。这句话怎么理解？一方面，它应用广泛，对肺癌、膀胱癌、头颈癌、骨癌及早期卵巢癌都有疗效，而且对睾丸癌的治愈率甚至可以达到100%；另一方面，它与其他抗肿瘤药配合默契，现如今，临床已经很少单独使用顺铂进行化疗，由顺铂与其他抗肿瘤药物组成的复合化疗方案比比皆是。通俗点讲，顺铂很少独自登场，常常与其他伙伴组合出道，给临床医生提供了多种多样的选择，可以说，顺铂是我们人类对抗肿瘤的战争历史上的一员虎将、一把利器！

顺铂的使用忠告

顺铂帮助了无数的癌症患者，也给无数的病患带来极大的痛苦。它是救星，也是恶魔。它可以侵蚀患者的肾脏，引起肾小管损伤、血尿、血肌酐升高；它可以搅乱消化道，引起剧烈的恶心与呕吐；它可以毒害患者的耳朵，引起耳鸣、耳聋、不可逆的高频听力丧失等。顺铂是"高效高毒"抗肿瘤药，临床上的使用必须是严谨科学的，在参考适应证和指南的推荐下，进行个体化的治疗，才能让这把"双刃剑"发挥最大作用。

顺铂的药理作用：顺铂为抗肿瘤药，其生化特性与双功能烷化剂相同。顺铂进入细胞后，抑制DNA复制和转录，导致DNA断裂和错码，抑制细胞有丝分裂。在临床上用于非精原细胞性生殖细胞癌、晚期难治性卵巢癌、晚期难治性膀胱癌、难治性头颈鳞状细胞癌的姑息治疗。它可单药应用或与其他化疗药联合应用，在适当情况下，可在放疗和外科手术等其他治疗上，加用顺铂。

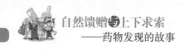

顺铂的注意事项：

（1）既往有肾病史、造血系统功能不全、听神经功能障碍的患者应慎用。

（2）治疗前后、治疗期间和每一疗程之前，应做肝、肾功能，全血计数，血钙，听神经功能，神经系统功能等检查。通常需待器官功能恢复正常后，才可重复下一个疗程。

（3）化疗期间与化疗后，男女患者均须严格避孕。治疗后若想怀孕，须事先进行遗传学咨询。

（4）顺铂可能影响注意力集中、驾驶和机械操作能力。

（5）本品应避免接触铝金属（如铝金属注射针器等）。

（6）在化疗期间与化疗后，患者需饮用足够的水分。

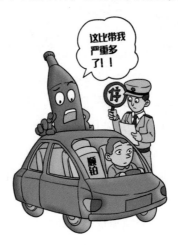

开启高血压药物治疗新时代

——卡托普利的发现

随着人口增长和老龄化，全球高血压患者已接近 13 亿人，其中绝大多数患者生活在低收入和中等收入国家。令人欣慰的是，高血压是可以预防和控制的，改变居民的生活习惯和合理使用抗高血压药物，可有效降低高血压的风险。

在种类繁多的降压药中，卡托普利（captopril）作为临床常用的一种血管紧张素转化酶抑制剂（angiotensin converting enzyme inhibitors，ACEI）有着自身的优势与亮点：它不仅可以降血压，还能改善心脑血管疾病及肾病患者的预后。同时，由于其新的作用机制和革命性的开发过程，被认为是药物治疗上的一个突破，成为药物设计的典范之一。

蛇毒中的"降压"分子

在南美洲巴西有一种巴西人民闻之色变的毒蛇——南美蝮蛇。它体型大、毒液量多、危险性大，且习性非常神秘，喜欢栖息于灌木丛或者潮湿的雨林中。整个巴西境内被毒蛇咬伤的患者十之八九都与这种毒蛇有关。然而人

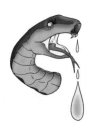

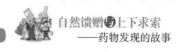
类历史上的第一款 ACEI——卡托普利，就是在解析南美蝮蛇毒液"密码"后发明的。

1933 年，刚毕业的毛里西奥·罗查·席尔瓦（Maurício-Rochae Silva）在一次救助过程中曾目睹了一位被南美蝮蛇咬伤的患者不治而死的全过程。让人百思不得其解的是，当患者发生低血压休克时，无论用多少升压药都无法将其血压升上去。是什么关键成分在捣鬼，为什么患者的血压升不上去？难道蛇毒里含有什么未知的神秘物质？这些疑问让席尔瓦久久不能释怀。随后，针对这些疑问他开始了不懈的尝试与探究。1948 年，他对蛇毒进行研究，成功提取了一种具有多肽结构的特殊物质，将其命名为"缓激肽"。研究证实该多肽可通过扩张血管降低血压。席尔瓦和当时的学术界同仁对缓激肽的发现寄托着极大的希望，认为一个新型的降压药物即将诞生。然而，这种缓激肽只有在蛇毒中才能稳定存在，在人体内几分钟就完全失效了，几乎没有临床实用价值。尽管如此，缓激肽的研究犹如灯塔，为后来 ACEI 的发现指明了方向。

ACEI 的突破口，缓激肽增强因子

1965 年，席尔瓦的博士生塞尔吉奥·费雷拉（Sergio Ferreira）发现蛇毒本身具有增强缓激肽的作用，提示蛇毒中可能含有一种能抑制缓激肽降解的物质。在蛇毒的提取液里，他发现了一种可以更长时间和更大程度上引起血管扩张和血压降低的肽类分子，能增强缓激肽作用，并将其命名为"缓激肽增强因子"（bradykinin potentiating factor，BPF）。经研究发现 BPF 在体内的存在时间仍然非常短暂，但其为研发新型抗高血压药物提供了新思路。

带着疑问和困惑，费雷拉来到英格兰皇家外科学院进行了深入探究，并极力说服约翰·罗伯特·范恩（John Robert Vane，因

对阿司匹林的研究获得 1982 年诺贝尔生理学或医学奖）继续研究
BPF 对缓激肽的作用机制。费雷拉和同事发现 BPF 可以有效增强
缓激肽的作用，并抑制血管紧张素 I 转化为血管紧张素 II。然而，
由于当时人们对肾素 – 血管紧张素系统（renin–angiotensin system，
RAS）认知有限，就此停止了研究的脚步。

　　以上研究结果引起了远见卓识的范恩对血管紧张素转化酶
（angiotensin converting enzyme，ACE）及其抗高血压作用的浓厚
兴趣，他敏锐地意识到 ACE 作为 RAS 的关键成分有望成为治疗
高血压的靶点。他极力说服施贵宝制药公司的研发人员持续关注
ACE 在高血压病理过程中的重要作用，并建议对蛇毒提取物进行
深入的研究，以此为突破口开发 ACEI，让公司实现"蛙跳"式发展。

突破障碍，斩获大奖

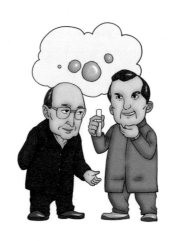

　　不负众望，施贵宝公司研究人
员米格尔·奥特梯（Miguel Ondetti）
和库什曼（Cushman）以蛇毒中提
取的天然多肽类物质为研究起点，
在 2 年的时间里，分析并合成了替
普罗肽，可较长时间地抑制 ACE 的
活性，但是替普罗肽是一类大分子
多肽化合物，口服无法吸收，只可
进行注射给药，这在一定程度上限
制了其在临床上的应用。随后研究人员在寻找可口服吸收的小分
子 ACEI 的研究中陷入了困境。

　　山穷水尽之际，关于新型羧肽酶 A 抑制剂苄基琥珀酸的研究
给了奥特梯和库什曼灵感。他们找到了开发 ACEI 的新突破口：推

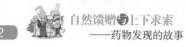

测 ACE 的活性部位与羧肽酶 A 类似，于是他们将研究重点转向对 ACE 活性部位结构的研究，并提出了"基于结构的药物设计"理念。最终他们找到了高效的 ACEI，成功设计出了卡托普利，一类理想的 ACEI 就此诞生。1981 年卡托普利获 FDA 批准，成为第一个上市的 ACE 抑制剂，亦成为施贵宝制药公司第一个年销售额超过 10 亿美元的重磅级药物。

卡托普利被用来治疗高血压的"重磅"级医药发明给药物化学带来了实质性的进步。从此之后，"基于结构的药物设计"理念作为主流，成为新药研发的基本策略，掀起了制药工业的第二次革命性浪潮。制药行业"一个靶点一个药"（one target one drug，1T1D），加上高通量筛选和基于结构的药物设计理念，催化了数百种小分子和生物药物的开发，并为后来 ACEI 药物的研发提供了成功蓝本。1999 年，发明人库什曼和奥特梯被授予艾伯特·拉斯克临床医学研究奖（拉斯克临床医学研究奖是临床医学界的最高奖，是仅次于诺贝尔生理学或医学奖的医学大奖）。

卡托普利的使用忠告

尽管卡托普利作为临床常用的降压药物有许多亮点，但使用时仍有许多注意事项，才能保证该药物更好地发挥药效、造福患者。

卡托普利的适用范围及注意事项：卡托普利通过扩张血管而控制血压，对轻、中度高血压安全有效，被列为一线治疗药。它的优点是兼有抗充血性心力衰竭作用，能消除原有的左室肥大，减慢肾衰竭的进展速度。当高血压伴有充血性心力衰竭、左室肥大时，卡托普利列为首选。但肾功能不全、严重自身免疫性疾病患者，孕妇及哺乳期妇女，过敏体质者，双侧肾动脉狭窄或类似病变者，有低血压病史者，严重主动脉狭窄或梗阻性心肌病者，中性粒细胞减少、白细胞缺乏症患者禁用。

　　卡托普利的安全性：部分患者服用卡托普利后会引起咳嗽，这种咳嗽起病隐匿。通常在服用后几天才出现，表现为干咳、无痰、夜间加重。医生检查多数查不出器质性病变，停药后咳嗽会很快缓解，但再服用该药，咳嗽仍会复发。卡托普利引起的咳嗽一般不会对患者有什么危害，但患有心肺疾病者的咳嗽易与这种咳嗽混淆，因此在服用卡托普利时出现咳嗽或原有咳嗽加重时，需考虑可能是由于药物的不良反应所致，应及时就医更换药物。另外，当患者出现血管性水肿症状（如面部、眼、舌、喉、四肢肿胀，吞咽或呼吸困难，声音嘶哑）时，应立即告知医师并停药。

　　卡托普利的储存：遮光，密封保存。

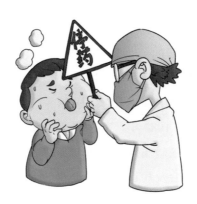

艾滋病的克星
——齐多夫定

1981 年左右，在美国纽约、洛杉矶和旧金山等地，一些年轻患者身上出现了一种奇特的疾病，这种疾病第一次被报道为一种"可能是细胞免疫功能紊乱"的疾病。此后，该病的流行日益猖獗，被病毒侵入的人几乎无药可治。这种严重致死性疾病的突然出现，引起了国际医学界的高度重视。1983 年，美、法两国首先分离出了艾滋病病毒，1986 年 6

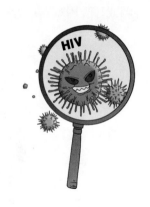

月，国际微生物学会及病毒分类学会将此病毒命名为人类免疫缺陷病毒（human immunodeficiency virus，HIV）。迄今为止，随着科学家们对 HIV 的发现，以及 HIV 与宿主细胞相融合及入胞过程的阐明，抗 HIV 药物的开发迅速发展，同时也启发和带动了其他病毒性疾病的研究和治疗进展。

齐多夫定的诞生

早在 1964 年，美国 Karmanos 癌症研究所和韦恩州立大学医学院的杰罗姆·霍维茨（Jerome Horwitz）便首次合成了齐多夫定（AZT）。原本，这个药物的开发是用于癌症治疗的，但之后的研究证明齐多夫定在小鼠身上不具有抗肿瘤活性，因此这个药物也就被搁置了。直到1974年，德国马克斯 – 普朗克研究所（Max-Planck Institute）在一次偶然的实验中发现齐多夫定竟具有抗病毒活性。这引起了科学家们广泛的兴趣和关注，一系列针对齐多夫定抗病毒的试验也随之开展起来。

1984年，美国国家癌症研究所（National Cancer Institute，NCI）的3名科学家与宝威公司（Burroughs Wellcome，葛兰素史克的前身）的众多科学家合作，再次测试齐多夫定的抗病毒活性后，给齐多夫定起了一个代号"BWA509X"。1985年，他们将"BWA509X"应用于体外试验，发现其在体外亦具有抗病毒活性，这一效果引起了科学家们的兴趣。随后，NCI启动了该药物的 I 期研究，发现该药可增加人体CD4计数，恢复 T 细胞免疫。

终于，在1987年，美国食品药品监督管理局批准齐多夫定用于治疗艾滋病，成为首个获得批准的艾滋病药物。

齐多夫定的作用机制

齐多夫定为双脱氧核苷酸类，本身并没有抗 HIV 活性，只有进入体内在宿主酶的作用下磷酸化成三磷酸腺苷的活性形式，通过与底物竞争性的结合位点结合，从而达到抑制病毒复制的作用。由于齐多夫定的化学结构简单，抗病毒作用较明显，上市后激发了很多制药公司的研究兴趣，一系列其他的逆转录酶抑制剂也在后来陆续上市，在某种程度上启发了人类开发抗病毒药物的思路。目前，已上市的核苷酸类逆转录酶抑制剂还有拉米夫定、恩曲他滨、扎西他滨等，为人类对抗艾滋病增添了新的武器。

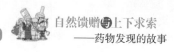

"鸡尾酒疗法"的应用

尽管齐多夫定上市时被用于治疗艾滋病，但迄今还没有一种药物能完全降服艾滋病病毒。1995年美国华裔医学家何大一博士最先提出"鸡尾酒疗法"，即高效抗逆转录病毒疗法，由几个不同的逆转录酶和蛋白酶抑制剂组合在一起使用，抑制HIV复制，比单用齐多夫定治疗HIV有更好的疗效。由于多种药物的共同作用，"鸡尾酒疗法"较大限度地抑制了病毒的复制，且能够修复部分被破坏的人体免疫系统，进而减少患者的痛苦，提高其生存质量。应用该疗法可在2个月内清除游离病毒，使患者病毒载量降至检测水平以下。

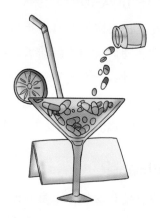

2005年以来，我国的艾滋病患者也逐年增多。首选的最基本的药物依旧是齐多夫定，因其疗效确切，目前已成为"鸡尾酒疗法"中最基本的组成成分。当前，齐多夫定实际上成了一个标准药物，任何同类新品的开发都以它为参照，以获得学术界和临床认可。

但"鸡尾酒疗法"并不能完全彻底地清除HIV，而且长期应用抗病毒药物易产生多药耐药毒株，甚至导致治疗的失败；此外，随着抗病毒药物的使用越来越多，它的不良反应也随之表现出来。同时，高昂的治疗费用也使得人们不得不关注它的经济学效益。因此，科学家们也在进一步研发新药，在治疗过程中一个配方失去效用后，往往尝试再采用其他药物组合继续对病毒进行控制。

尽管目前医学界仍在努力寻找治疗艾滋病的方法，如药物、疫苗等，但一路的科研困难表明，这一病毒并不是容易对付的敌人。根据美国最新的数据，近年来新感染的艾滋病患者人数正以每年 4 万人左右的速度增加，其中 60% 的患者年龄在 15 ～ 24 岁，这也意味着，尽管齐多夫定、"鸡尾酒疗法"目前被用于 HIV 的治疗，但艾滋病的治疗，在未来仍有相当长的路要走。我们也憧憬着，在未来能有越来越多像齐多夫定这样简单、有效的抗病毒药物能够涌现出来。

齐多夫定的使用忠告

经过 40 多年的努力，抗 HIV 治疗已取得重大进展，艾滋病已从不治之症转为可治之症，但仍有许多问题尚待解决，需要基础研究及临床工作者的继续努力。单一使用齐多夫定治疗 HIV 需要较高剂量，在长期临床应用中发现，齐多夫定的毒副作用具有剂量依赖性，主要表现为对骨髓的抑制、贫血和白细胞减少、肌肉疾病、扩张型心肌病、肝毒性等，在组合疗法中降低 AZT 的剂量，相应的副作用有所降低，但又出现了脂肪代谢障碍、血液毒性等副作用。同时 AZT 的半衰期较短，需反复给药维持血药浓度，脑部摄取量少，不利于治疗躲藏在中枢神经系统中的 HIV 或相关脑部疾病。服用齐多夫定的患者，开始服药时要密切观察患者状况和各项指标变化，若发现异常，应及时减药甚至停药，换服二线抗病毒药物，以确保用药安全有效。

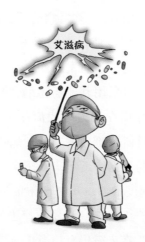

　　那么为了保证用药安全性，在使用齐多夫定的时候，应该注意什么呢？在使用齐多夫定的治疗过程中，有如下关键点需要注意：①开始时使用小剂量滴定法，之后逐渐增加至正常剂量；②用药过程中应注意监测肌酶水平；③一旦确定骨髓抑制或肌病等不良反应和齐多夫定相关应立即停药，并及时到医院就诊。

历经坎坷的降压利器
——氯沙坦

氯沙坦是一个标志性的抗高血压药物，它的诞生将血管紧张素 Ⅱ 受体拮抗剂带进了降血压药物的大家族。然而，它的诞生却并不顺利，从走出实验室到走向临床，经历了一段艰辛坎坷的历程。

人类与高血压的抗争史

高血压已经困扰了人类几千年，《黄帝内经》已有对高血压的描述："其华在面，其充在血脉。"但是直到 1733 年，英国牧师斯蒂芬·黑尔斯（Stephen Hales）才发明了压力计，并首次公布了马的动脉血压测量值。1819 年，法国医生普赛利（Jean Louis Marie Poiseuille）采用内装水银的玻璃管来测量血压，从此人类开始了对血压的度量。1896 年，意大利医生希皮奥里·里瓦·罗西（Scipione Riva Rocci）发明了袖带血压计，此后，俄国外科医生科罗特科夫（Korotkoff）对其进行了改进，加上了听诊器，成为现代血压测量的雏形。从此，人类对血压从认知转到了控制。

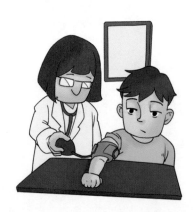

　　通常高血压不会有明显的症状，很多患有高血压的人都并没有感觉自己生病了。直到 20 世纪 40 年代，人们才开始关注高血压给人体带来的危害性。尤其是 1945 年，美国总统罗斯福因高血压导致脑出血死亡，使高血压引起了巨大关注，随后的 1957 年，弗明汉（Framingham）首次对血压进行界定，≥ 160/95 毫米汞柱被诊断为高血压，高血压正式成为一种疾病。学术界逐渐认识到高血压是一种疾病，会导致动脉粥样硬化，进而引起脑卒中和冠心病，同时也会使肾脏等重要脏器功能受损。几十年来，人类一直在研究探索治疗高血压的有效药物，各类降压药物不断涌现。

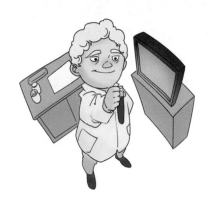

　　高血压是由血液对血管壁的高压力导致，科学家潜心研究高血压的发病机制，希望找到明确的靶点来开发新药。高血压的起因很多而且复杂，早期对其具体机制仍未完全清楚。直到 20 世纪 70 年代，科学家发现了肾素 - 血管紧张素系统（RAS）在高血压形成机制中的重要作用。在这个形成机制中，有 3 个靶点具有开发成新药的潜力并引起医药公司的重点关注：肾素酶抑制剂、血管紧张素转化酶（ACE）抑制剂和血管紧张素 II 受体拮抗剂。在 20 世纪 80 年代，科学家们都在围绕这 3 个 RAS 靶点进行抗高血压药物的研发工作。最初被研发出的新药是 ACE 抑制剂——卡托普利，1981 年被 FDA 批准，取得了商业上的巨大收益。但是，它存在明显副作用如干咳、恶心、呕吐。

千呼万唤：氯沙坦历经坎坷终于走出实验室

　　随后，血管紧张素 II 受体拮抗剂成为新的研究热点。在 20 世纪 70 年代，美国杜邦公司逐渐从一家化学商业公司转变为药物研发公司，悄悄涉足生命科学领域。1982 年，罗伯特·泰伯尔（Robert Taber）博士将无人问津的血管紧张素 II 受体拮抗剂列入杜邦公司重点研发项目。普林斯顿大学有机化学专业毕业的约翰·邓西亚（John Duncia）博士则负责拮抗剂的研发，一开始他选择合成短肽类药物作为潜在的血管紧张素 II 受体拮抗剂，在经过一年的研究失败后，他认为：短肽片段不适合开发为血管紧张素 II 受体拮抗剂的新药。

　　研究随后进入了停滞状态，邓西亚团队开始搜索大量文献和专利，直到有一天，他们注意到武田公司的一个专利化合物，这个小分子无体内活性，但是在体外实验中，对血管紧张素 II 受体有高拮抗活性。邓西亚深受启发，于是将接下来的研究方向转为非

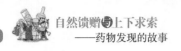

肽类化学类似物的合成与筛选。研究之初的化合物命名为 S-8307，它的活性极低，体外实验需要极大的给药剂量才有可能拮抗血管紧张素 II 受体，无法开发为临床药物。但是，杜邦公司并没有就此放弃，而是进一步用动物实验进行测试。实验结论与体外试验一致，S-8307 的有效浓度高达每千克 100 毫克，如果折算出人类给药剂量，相当于每次服用 7 克的有效成分，比普通的降压药剂量高出 100 多倍。尽管如此，杜邦公司的科学家有一个意外的发现：S-8307 只结合血管紧张素 II 受体，对其他受体完全没有活性。而这个特点意味着，如果该类药物开发成功，其副作用可能大大减少，与市场上的药物相比有无与伦比的优势。

当时，也有其他医药公司在研究武田公司的这个化合物，但都因为其活性低而终止了研究。而杜邦公司没有选择放弃，在泰伯尔博士的带领下，提出了新的思路：基于 S-8307 的结构，设计新化合物。这样既能保留选择性，又能提高对血管紧张素 II 受体的拮抗活性。后来，杜邦公司合成了结构与 S-8307 类似但是活性分别提高了 10 倍和 100 倍的化合物，但都没有口服体内活性。科学家们没有放弃，他们继续修饰化合物的结构，终于合成了具有口服活性的化合物 EXP7711。杜邦公司终于看到了胜利的曙光，泰伯尔博士团队进一步修饰了 EXP7711 的结构，使其活性再次提高 10 倍，故事的主角"氯沙坦"终于诞生了。与最初的 S-8307 相比，氯沙坦的拮抗活性提高了 1 000 倍，并终于拥有了口服体内活性。

披荆斩棘：氯沙坦进军高血压市场创造商业传奇

故事到这里还没有结束，虽然氯沙坦诞生了，但杜邦公司的市场部却认为氯沙坦与市场上的 ACE 抑制剂没有差别，不值得投入推广。在经过长时间的讨论后，最终研发部门以氯沙坦与 ACE 抑制剂截然不同的作用机制、降压效果更明显和副作用更低为理由，争取到氯沙坦的上市推广。

杜邦公司意识到，自己在医药研发领域还是一个新手，为了促进氯沙坦的上市与推广，在 1990 年 1 月，与默沙东公司签署了合作协议。在默沙东公司的推动下，1994 年 11 月氯沙坦终于在瑞典上市。投入市场后，氯沙坦作为第一个血管紧张素 II 受体拮抗剂，具有高度的选择性，降压效果更明显，关键是它的副作用少，没有出现 ACE 抑制剂常出现的干咳、皮肤发痒等副作用，这是 ACE 抑制剂所无法比拟的。

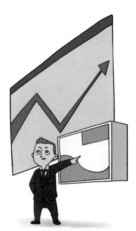

截至 2005 年，氯沙坦达到了 30 亿美元的年销售额，远超上市之初每年 2 亿美元销售额的预测，成了高血压领域的"重磅炸弹"。1997 年，杜邦公司和默沙东公司的研发人员获得了美国化学协会的"团队创新奖"。时至今日，氯沙坦可能还有更多惊喜等着研究者们去发掘，哈佛医学院麻省总医院和波士顿大学医学院科学家的最新研究表明，作为降压药物的氯沙坦或可阻止淋巴结中的癌

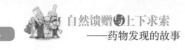

细胞逃逸，并将这项发现发表在 2021 年的《自然生物医学工程》（*Nature Biomedical Engineering*）上。

在氯沙坦成功的背后，承载了无数研发者的辛酸历程。通过这样一种传奇药物的开发史，我们可以获得启发：做一件事情，只要你足够执着与坚持，有一天当你的努力从量变转为质变，成功就会成为必然的结果。

氯沙坦的使用忠告

高血压是一种高发的疾病，一般在老年人身上比较常见，高血压如果不控制，后果不可想象。氯沙坦是一种用来治疗原发性高血压的药物，虽然这种药物降压效果好，患者仍有必要知晓以下事项，可以更加正确地使用药物。

（1）对大多数患者，通常起始和维持剂量为每天一次（一次 50 毫克）。治疗 3～6 周可达到最大降压效果。在部分患者中，剂量增加到每天 1 次（一次 100 毫克）可产生进一步的降压作用。

（2）对血管容量不足的患者（如应用大剂量利尿剂治疗的患者），可考虑采用每天 1 次（一次 25 毫克）的起始剂量。

（3）对老年患者或肾损害患者包括透析的患者，不必调整起始剂量。对有肝功能损害病史的患者应考虑使用较低剂量。

人类与病毒斗争的一次胜利
——抗丙型肝炎药物依米他韦的研发故事

直接抗病毒药物（direct-acting antivirals agents，DAA）是目前国内外治疗丙型肝炎（简称丙肝）的主流药物，从丙型肝炎病毒（Hepatitis C virus，HCV）被发现和命名至今 30 多年，丙肝治疗药物的研发在飞速发展中，而国内丙肝的治疗却一直依赖进口药物，直至磷酸依米他韦的成功上市，再一次证明了中国力量。

神秘的丙肝病毒

丙肝病毒最早发现在 20 世纪 60 年代，受限于当时病毒学发展和检测技术的水平，这种出现在大量输血患者中的神秘肝炎迟迟没有被确定，暂称为"非甲、非乙"肝炎。直到 1989 年，丙肝病毒才被正式发现和命名，拉开了人类防控丙肝的序幕，世界各国陆续开始对供血血液进行 HCV 筛查。1993 年前后，我国开始针对血液和血制品相关环节实施管控，很大程度上减少了输血相关丙肝的传播。

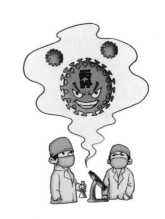

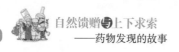

2020 年 10 月 5 日，诺贝尔基金会宣布将 2020 年诺贝尔生理学或医学奖授予哈维·J. 奥尔特（Harvey J.Alter）、迈克尔·霍顿（Michael Houghton）和查尔斯·M. 赖斯（Charles M.Rice）3 位科学家，以表彰他们为发现丙肝病毒做出的贡献。

哈维·J. 奥尔特，美国医学家，曾任美国国立卫生研究院感染性疾病主任，致力于感染性疾病的研究，于 2000 年获得拉斯克临床医学研究奖。

迈克尔·霍顿，加拿大阿尔伯塔大学教授，丙肝病毒的共同发现者，于 2013 年获得加德纳基金会国际奖，但拒绝接受该奖项。

查尔斯·M. 赖斯，美国医学家，洛克菲勒大学教授，开发了丙肝病毒复制机制的研究系统，为丙肝治疗药物的研发奠定了基础。

实际上，在 2020 年诺贝尔奖颁发给 3 位"发现丙肝病毒"的科学家前，治疗丙肝的药物已经进行了多次迭代，主要可以划分为 3 个阶段：第一阶段是重组干扰素 α 的单药治疗，持续病毒学应答率低（指抗病毒治疗结束后，疗效维持不变，病毒仍保持阴性，无复发的状态），治疗周期长，容易复发；第二阶段是重组干扰素 α 与利巴韦林联合治疗，提高了持续病毒学应答率，较第一阶段有所进步，仍不能完全治愈丙肝；第三阶段是聚乙二醇化干扰素 α 与利巴韦林联合应用，使持续病毒学应答率提高到 60% 以上，但治疗周期长，注射给药不便，且治疗费用高昂。

直接抗病毒药物的出现

在直接抗病毒药物出现前，丙肝的治疗主要采用聚乙二醇化干扰素 α 和广谱抗病毒药利巴韦林，临床中发现干扰素可引起流感样症状，利巴韦林可引起溶血性贫血，许多患者因发生严重的副作用不得不停止治疗。

查尔斯·M.赖斯的团队对丙肝病毒的基因组进行了分析，发现几乎所有的 HCV 非结构蛋白都被证明是抑制 HCV 复制的有效靶点（主要包括 NS5A、NS5B、NS3/4A 等），基于此，国内外开始了对直接抗病毒药物的研发，先后有 10 余种药物获批上市。经过多年临床实践，NS5A+NS5B 联合方案治疗丙肝的成效被广泛认可，与此同时，国内进入了一段治疗丙肝只能依赖进口 DAA 的时期。

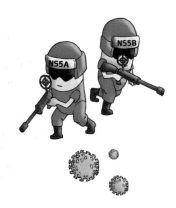

磷酸依米他韦源自一个民族心的念头

中国作为一个"肝炎大国"，丙肝是国内肝硬化和肝癌的重要成因，丙肝症状隐匿易被忽视，现存近千万患者，治疗依赖进口高价的抗丙肝病毒药物，给中国丙肝患者带来了沉重的负担。张健存博士团队针对当时的国内丙肝现状提出："要针对中国丙肝的特点来进行抗丙肝药物的研究。我们希望在中国，做出对中国丙肝患者疗效最好和安全的药。"

科研团队随即启动，通过对大量文献及数据的分析，权衡靶点的成药性等信息，选定 NS5A 作为药物研发靶点。2012 年 5 月，

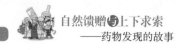

由 2 位专家、2 名博士和 8 名硕士为主干的研发团队历经 18 个月的探索，结构设计 360 个、分子对接 800 次、计算化学运算 1 000 次，合成和筛选出 260 个化合物。最终敲定合成路线有 27 步的候选化合物 DAG181（该项目合成出来的第 181 个化合物，即磷酸依米他韦），同时克服了创新药研发的第一道难关——化合物结构专利的突围和保护，成功为候选化合物 DAG181 在中国、美国、日本等地申请了 PCT 专利保护。

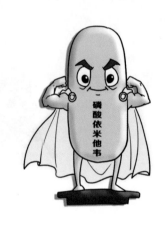

　　磷酸依米他韦面世的第二道难关出现在临床前研究中。在评价化合物临床前药效时开展小鼠转染的动物模型体内药效实验中，候选化合物 DAG181 的实验结果并不理想，小鼠给药后降低了病毒含量，但很快在 3 天左右出现了反弹，一些药理和临床专家根据经验提出放弃该化合物继续开发的建议，第一发明人张英俊博士并没有轻言放弃，通过查阅文献详细分析化合物耐药成因后提出了联合用药可以解决耐药的想法，后续的实验中也验证了他的正确。项目团队历时 1.5 年完成了临床前研究，继而加快脚步完成后续的临床试验，以临床 Ⅱ 期 127 例受试者 SVR12（12 周持续病毒学应答率）达 100%、临床 Ⅲ 期 SVR12 为 99.7%（361/362）的显著疗效和良好的安全性，成功在 2020 年 12 月 22 日获批上市，与索磷布韦片联合用于治疗成人基因 1 型非肝硬化慢性丙型肝炎。这则消息除了宣布新药的上市，更是说明丙肝治疗成功开启了国产原研的阶段。

磷酸依米他韦的使用忠告

目前，磷酸依米他韦联合索磷布韦方案已经为不少患者带来了实际的利益，成功治愈丙肝，并慢慢覆盖更多的基因 1 型丙肝患者，而在临床使用中依然需要掌握正确用法和注意事项。

服药方法：基因 1 型丙肝患者每天服用磷酸依米他韦胶囊 1 粒和索磷布韦片 1 片，一般在空腹时用温水送服，标准疗程为 12 周（约 3 个月），其间不需要增减药量。固定每天一个时间点吃药，如果当天漏服药了，可以在 18 小时内补服，不可漏服，漏服可能会影响治疗效果。最好在清晨空腹服用，如果感觉不适可以调整为早餐 2 小时后且距离午饭 2 小时的时间段用药。

安全性：部分丙肝患者合并其他疾病时，需要注意合并用药是否会出现药物相互作用。合并 HIV 的丙肝患者，联用富马酸替诺福韦酯时要进行监测，不建议与含依非韦仑的治疗方案联用。合并癫痫的丙肝患者，服用磷酸依米他韦时禁用卡马西平、苯巴比妥、苯妥英、奥卡西平（不建议）等药物，可选用拉莫三嗪、丙戊酸钠等。由于磷酸依米他韦需与索磷布韦联用，限制和胺碘酮联用。其余药物建议查询药物相互作用后再使用。

第三篇

另辟蹊径之美
——生物合成时代

LINGPI XIJING ZHI MEI
—SHENGWU HECHENG SHIDAI

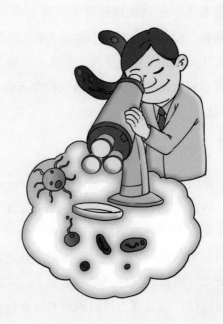

抗生素时代的开启
——青霉素的问世

在抗生素问世之前，面对感染性疾病，人们往往束手无策，仅仅局部小的伤口感染都可能成为一道催命符。在人类发展史上，鼠疫、霍乱等传染病的发生和传播曾带来灾难性的毁灭。

据统计，19世纪末期，近1/3的人口死于感染性疾病。直到青霉素等一系列抗菌药物的研发上市，感染性疾病才有药可治。青霉素与原子弹、雷达并称为"第二次世界大战中三大发明"。青霉素从发现到工业化生产，并作为药物上市历经了十余年的时间，这背后有着怎样曲折的经历呢？今天我们来探索一下青霉素研发的历程。

偶然的发现

亚历山大·弗莱明（Alexander Fleming）是一位英国微生物学家。1928年的一天，弗莱明从培养了1个多月的葡萄球菌的培养皿中发现有一种污染的霉菌生长，他观察到在霉菌周围，原本生长的葡萄球菌消失了。弗莱明基于他之前关于溶菌酶和细菌溶解的研究，将霉菌接种到培养基表面，并检测霉菌生长后培养液的抗菌活性。他发现，得到的培养液对包括葡萄球菌在内的多种革兰阳性菌生长都有抑制作用，但并没有预期的细菌溶解现象发生。弗莱明将具有抗菌活性的培养基命名为"盘尼西林"（penicillin）。他还发现，将培养基稀释 800 倍，仍能观察到细菌生长抑制作用。此后，他将 20 毫升和 0.5 毫升培养基分别注入家兔和小鼠体内，没有发现明显毒性反应，这一发现令人振奋。然而，在进一步的研究中，弗莱明遇到一个棘手的难题——青霉素中活性成分十分不稳定。弗莱明尝试了各种提纯方法，均以失败告终，哪怕只是简单地浓缩，都会使青霉素失活。他无法得到纯度更高的青霉素，也无法分析出产生抗菌活性的到底是哪种或哪几种物质。这一问题使得青霉素只能作为实验室发现的"稀有物质"，被束之高阁，尘封 8 年之久。

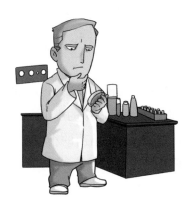

曲折的突破

　　青霉素的纯化问题一直困扰着英国化学家们。直到 1940 年，牛津大学病理学系华特·弗洛里（Howard Florey）、恩斯特·钱恩（Ernst Chain）和诺曼·希特利（Norman Heatley）等人的团队解决了这道难题。他们通过改进培养基，加入啤酒酵母，使得青霉菌培养基产量提高，培养周期缩短。他们还发明了琼脂扩散法测定青霉

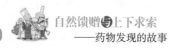

素抗菌活性。此外,通过研究青霉素稳定性发现,青霉素在 pH 5 ～ 8 时较为稳定。基于此, 他们发明了一种提纯青霉素的方法：通过加酸或加碱来改变青霉素溶液的酸碱度，在水相溶液和乙醚溶液之间多次萃取，再用冷冻干燥法获得青霉素，使药物不失去药理活性。

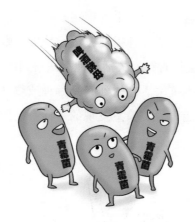

　　随后，他们开展了小规模的动物试验证明了青霉素的有效抗菌活性。在 8 只溶血性链球菌感染的小鼠中，4 只予以青霉素注射，4 只不给药物。24 小时后，未给药的小鼠全部死亡，而给予青霉素的小鼠都存活了下来。但在之后的临床试验中，受试人群输注青霉素后出现了高热、癫痫发作等反应。后来被证实，这是由于提取的青霉素内含有杂质，引起了热原反应。随着青霉素提纯工艺改进，青霉素纯度再次提高，解决了热原反应问题后，临床研究证实：青霉素在重症感染患者中的治疗作用与在动物试验中的结果一致。此时，距弗莱明首次发现青霉菌已经过去了 13 年。

产业化之路

　　尽管青霉素的有效性在感染患者治疗中得到证实，但青霉素仍只能从实验室中少量获得，无法满足临床治疗需求。为使青霉素能够大规模生产，弗洛里和钱恩辗转到美国，改进青霉素的生产工艺。最早采用的是固体表面培养法，但这样的发酵方式，需要大量的培养基和培养室，耗费大量人力，培养基暴露在空气中，各种微生物都可能引起污染，不同批次间的药品质量难以保证。

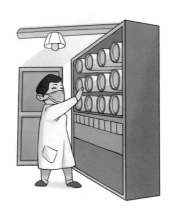

后来，随着深层发酵技术的发明，霉菌可以培养在不断搅动的不锈钢发酵槽内以获得大量青霉素。通过选择产率高的菌株，寻找最合适的培养基配方和改善发酵设备和工艺等一系列技术革新，青霉素产量从每毫升 1 ～ 2 单位增加到 25 000 单位 / 毫升。1942 年年中，美国的青霉素存储量只够十几个患者使用，但是到了 1945 年，青霉素的年产量已经可以保证 700 万个患者的治疗。

液体深层发酵技术和设备的出现，彻底改变了传统固体发酵的模式，为现代的抗生素工业和现代发酵工业的建立与发展奠定了基础。随着青霉素的发现及后续通过 X 射线晶体衍射揭示青霉素的结构，人们开辟了寻找药物的新思路和新途径，开启了抗生素的黄金时代。

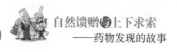

青霉素的使用忠告

青霉素作为处方药，一定要在医生或药师的指导下服用，在发挥药物抑菌杀菌作用的同时，减少药物不良反应，降低细菌耐药风险。

青霉素过敏： 青霉素过敏分为速发型和迟发型过敏反应。速发型过敏反应常在 1 小时内出现，表现为荨麻疹、呼吸困难、支气管哮喘、喉头水肿或过敏性休克。迟发型过敏反应常发生在给药 1 小时以后，表现为细胞毒性，如溶血性贫血、粒细胞缺乏、药物热、接触性皮炎等。如有青霉素过敏史，就诊时请务必告知医务人员。

青霉素皮试： 青霉素皮试是预测青霉素速发型过敏反应最快捷、敏感和经济的方法，阴性预测值可达 97% ～ 99%，可有效降低患者发生过敏性休克等严重过敏反应的风险。

青霉素皮试适用人群： 无论成人或儿童，无论口服、静滴或肌注等不同给药途径，应用青霉素类药物前均应进行皮试，停药 72 小时以上，或更换厂家、批次时应重新皮试。

青霉素皮试注意事项： ①皮试前应停用全身性抗过敏药物（苯海拉明至少停药 72 小时，西替利嗪、氯雷他定至少停药 1 周，鼻腔喷雾剂至少停用 72 小时）；②皮试前应停用雷尼替丁类药物至少 48 小时；③特异性 IgE 抗体可随时间衰减，发生速发型过敏反应者 50% 在 5 年内不再过敏，80% 在 10 年内不再过敏。因此，曾有青霉素过敏的患者一定时间后仍可重复青霉素皮试，评估能否应用青霉素类药物。

紫杉树皮中的抗癌明星

——紫杉醇

全球每年大约有 1 000 万人罹患癌症，致死数量约为 700 万人，它已成为仅次于心血管疾病之后危害人类健康的第二位"杀手"。征服癌症一直都是科学家的梦想。除了常规的从已知的化合物中寻找具有细胞毒性的化合物外，从自然植物中发现抗癌效果好且副作用小的活性抗肿瘤成分也是癌症治疗研究的一个至关重要的方向。从自然植物紫杉中发现的活性抗肿瘤成分——紫杉醇，就是一个非常典型的代表。

紫杉醇的发现

1960—1981 年，美国癌症研究所和农业部联合开展了一个植物筛选计划。该计划共采集并检测了 1.5 万种植物中的 11.5 万种提取物，以确认自然界中存在的抗肿瘤活性成分。1962 年，来自美国农业部的植物学家亚瑟·巴克雷（Arthur Barclay）在他考察的最后一天，从一棵太平洋紫杉（*Taxus brevifolia*）中获得了样本。太平洋紫杉，又称红豆杉，为常绿灌

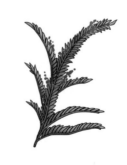

木或乔木，属于红豆杉科红豆杉属，在地球上已有超过 250 万年的存活史。随后他对太平洋紫杉的树皮、树枝、针叶及果实的粗提取物都进行了鉴定，结果发现树皮的提取物存在着明显的细胞毒性作用。1964 年，美国北卡罗来纳州三角研究所的化学家瓦尼（Mansukh Wani）和沃尔（Monroe Wall）收到了由巴克雷采集的紫杉样品。1966 年，他们从紫杉的树皮中分离并确认了活性抗肿瘤成分，并按照其来源的植物种类及结构中羟基的存在将其命名为紫杉醇。1971 年，他们利用 X 射线衍射和核磁共振分析两大技术，正式确定了紫杉醇的化学结构。它是由 47 个碳原子组成的环状化合物，共有 11 个立体中心和一个十七碳的四环骨架结构。随后紫杉醇正式进入了美国国家癌症研究所的药物开发项目。

紫杉醇的抗癌机制

紫杉醇对多种类型的癌症均表现出显著的抗肿瘤活性，包括肺癌、胰腺癌、乳腺癌、宫颈癌、卵巢癌、头颈癌、淋巴瘤和白血病等。1964—1999 年，紫杉醇对不同癌症的治疗陆续得到了美国食品药品监督管理局的批准。

在细胞分裂过程中，正常的细胞一分为二，染色体在复制后，纺锤体和纺锤丝将其由原来的位置拉向细胞两极完成有丝分裂。纺锤体的形成需要作为细胞骨架的微管解聚，微管在细胞有丝分裂过程中起着重要的作用。1979 年，美国药理学家霍尔维茨（Susan B.Horwitz）发现紫杉醇能与微管蛋白结合，促进微管蛋白大规模聚合形成微管，进而阻碍微管的正常生理解聚，致使其无法形成纺锤体和纺锤丝，细胞无法顺利分裂，从而阻止了肿瘤细胞的快速繁殖，诱导了肿瘤细胞的凋亡。因此，在抗肿瘤药物中，紫杉醇被视为有丝分裂中的微管抑制剂。

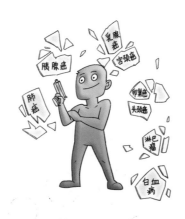

紫杉醇的合成之路

　　早期紫杉醇的唯一来源是生长缓慢的紫杉树皮。13.6 千克的紫杉树皮才能提取出 1 克的紫杉醇，而治疗一名卵巢癌患者则需要 3 ～ 12 棵百年以上的紫杉树。因为剥去树皮会导致树木死亡，紫杉醇的高需求导致紫杉严重耗竭。1990 年，美国内政部被请求将紫杉列入濒危物种名单，1992 年通过了《太平洋紫杉法案》来保护它。历史悠久的紫杉作为"植物界的活化石"，也是我国目前的一级重点保护植物。紫杉醇的稀有性及其独特的结构和细胞毒性潜力，促使了紫杉醇的人工合成技术快速发展。

　　紫杉醇的化学合成包括全合成法和半合成法。由于全合成路线长且产率低，寻求更为经济、简单的合成方式非常关键。在大量试验的基础上，化学家们关注到了早在紫杉醇发现之时就分离纯化出的一个副产物——巴卡亭 Ⅲ。它与紫杉醇结构非常接近，仅需要几步转化再引入侧链即可。最重要的是巴卡亭 Ⅲ 在自然界中的含量远远高于紫杉醇，其能为紫杉醇的半合成提供充足的原材料。

　　紫杉醇的生物合成方法包括植物细胞培养和微生物发酵。目

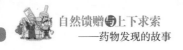

前紫杉醇人工合成的主要方法是微生物发酵。该方法是运用生物工程技术大规模生产紫杉醇。首先培养并筛选出能大量生成紫杉醇的菌株，通过对它们持续地培育，多次诱变、优化其基因结构，达到在培养基内"无限制地"生产紫杉醇，从而不再受原料稀少的限制。最新的科研成果表明，该方法每升培养液中可培养产出448.52微克紫杉醇的高产菌株，合成效率已大大提升。

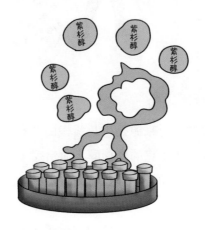

紫杉醇的新制剂发展

尽管紫杉醇的临床应用非常广泛，它的副作用和日益增长的耐药性大大限制了其发展。紫杉醇主要的副作用包括周围神经病变、肌痛、关节痛、恶心、呕吐、腹泻、口腔溃疡、脱发等。此外，癌症细胞中出现的主要和次要耐药机制也限制了紫杉醇的临床应用。因此，发展新型的紫杉醇制剂至关重要。

近年来，一种基于微纳米技术的药物递送体系被开发出来，其能大大提升药物在生理条件下的生物利用率和稳定性，最大限度地减少药物的副作用和给药频率，高含量的药物被靶细胞摄取，药物缓释和控释降低了药物浓度在血浆水平的波动，提高了患者依从性，是一种更可行的给药途径。目前研发的新型紫杉醇微纳米制剂包括胶束、脂质体和脂质纳米颗粒。

紫杉醇的使用忠告

现如今，越来越多的抗肿瘤药物都是直接或间接来源于天然产物。紫杉醇是目前已发现天然抗肿瘤药物的优秀代表，在临床诊疗上已普遍用于肺癌、乳腺癌和卵巢癌的治疗。作为当今世界上最佳的植物抗癌药，这种从紫杉树皮中分离出的微量单体成分，已成为医药领域中最令人瞩目的抗癌明星化合物。

紫杉醇化疗过程中的注意事项：第一，有过敏史者及白细胞或血小板低下者应慎用。第二，紫杉醇主要由胆汁中排出，对有肝胆疾病的患者应谨慎观察使用。第三，注意骨髓抑制毒性。如果化疗期间出现白细胞或血小板的明显下降，要及时使用升白细胞药物。第四，此药可引起过敏反应，在给药 12 小时和 6 小时前服用地塞米松 20 毫克，给药前 30 ～ 60 分钟给予苯海拉明 50 毫克口服及西咪替丁 300 毫克静脉注射。第五，出现过敏反应时，除了预先处理外，如果有轻微的症状，如脸色潮红、皮肤反应、心率快、血压稍低，不必停药，但需要将滴速减慢。如果出现比较严重的反应，如血压低、血管神经性水肿、呼吸困难、全身荨麻疹，应停药并给予适当的处理。第六，要注意心脑血管的反应。一过性的心动过速和低血压比较常见，一般不需要特殊的处理，但在滴注的第一小时应该密切观察。如果发现有严重的传导阻滞，就要立即停药。

喜树中的癌症克星
——喜树碱

从自然植物中发现抗癌效果好且副作用小的活性抗肿瘤成分是癌症治疗研究的一个至关重要的方向。喜树是继紫杉之后的第二个重要木本抗肿瘤药用植物，来源于喜树的喜树碱就是个极佳的天然植物开发实例。

喜树碱的发现

喜树（*Camptotheca acuminata* Decne.），别称旱莲、水栗和千丈树，为蓝果树科喜树属植物。喜树是我国特产的一类高大落叶乔木，普遍散布在长江流域和南方各省区。最先记载喜树的文章，是清代吴其濬 1848 年刻印的《植物名实图考》。该书将喜树称为"旱莲"，取其果实形如莲蓬之意。《浙江民间常用草药》中记载，喜树的根皮具有清热解毒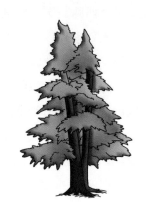的作用，果实具有活血化瘀的作用。1966 年美国的沃尔（Monroe Wall）等人首次从天然植物喜树茎皮中分离得到了喜树碱，且这一天然成分表现出显著的细胞毒活性，这才使得喜树真正广为人知。

喜树碱的抗癌机制

20 世纪 70 年代，研究发现喜树碱对胃癌、结肠癌、慢性粒细胞性血友病等多种疾病均有一定疗效，但可惜的是它的水溶性和脂溶性均很差，且毒性也很大，致使其临床研究一度被搁浅。直至 1985 年，Yaw–Huei Hsiang 等人研究发现喜树碱能够有效抑制参与 DNA 复制和转录的拓扑异构酶 I（Topo I）的合成，从而抑制 DNA 的合成和诱导细胞的凋亡。正是由于喜树碱这一独特的抗癌机制，再次引发了喜树碱研发的新高潮。从 1985 年开始，特别是进入 20 世纪 90 年代之后，美国、英国、加拿大和日本等国家都积极投入了巨大的人力和物力进行喜树碱的研究开发。喜树碱的药物临床试验已证实，其对脑癌、神经腹质瘤、黑色素瘤、肺癌、肝癌、乳腺癌、卵巢癌、宫颈癌、前列腺癌、胰腺癌、结肠癌、膀胱癌、白血病、淋巴瘤和霍奇全病（淋巴网状细胞瘤）等多种癌症均有不同程度的疗效。

喜树碱的人工合成

鉴于喜树的天然资源分布局限，且在提取喜树碱过程中环境污染巨大，再加上只有不对称的 S- 型产物才具有生物学活性，直接从天然植物喜树中提取喜树碱已无法适应进一步科研临床使用的需求。因此，喜树碱的人工合成意义重大。

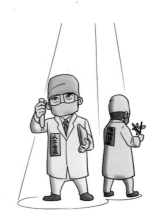

喜树碱的手性合成，最早于 1975 年

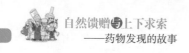
实现，该方法经过 17 步，以 0.03% 的总产率合成了 S- 喜树碱。2012 年，一种实用且简洁的 S- 喜树碱的全合成方法成功被研发，该方法总产率为 14%，且对每个过程不要求柱层析纯化，为工业制备创造了一种更经济的方法。2017 年，一种新的合成思路被提出，该方法利用三元或四元片段的 Domino-Knoevenagel 反应和杂环 Diels-Alder 化学反应顺利地制备出 S- 喜树碱。2019 年，基于手性助剂介导的 Michael 加成反应途径来构建手性中心成功实现了 8 步 S- 喜树碱的全合成。

此外，离体培养技术也是获取喜树碱资源的重要途径。相比传统植物来源而言，其不但可以克服传统喜树资源短缺的状况，而且不受自然环境条件的限制。常见的离体培养技术主要有悬浮细胞和发根培养，两者均是积累植物二次代谢产物十分高效的途径。近年来利用喜树内生菌生产喜树碱的发酵研究也逐渐成为热点，研究者们先后发现了多种能够产生喜树碱的内生菌。目前内生菌发酵大规模生产喜树碱亟待解决的问题包括产量低和菌株遗传不稳定性等问题。

喜树碱的剂型改造

尽管喜树碱体外抗癌活性强，在癌症治疗上得到了广泛的应用，但喜树碱水溶性较差，毒副作用较强（如骨髓抑制、呕吐、腹泻及严重出血现象），容易失去代谢活性。研究者们持续地对喜树碱类药物的剂型进行改进，期望能解决目前喜树碱临床应用中出现的这些问题。

随着材料科学和制药技术的日益发展，以纳米载体包裹喜树碱，一方面具有缓释功能，能有效地增加药物有效浓度的维持时间和生物利用度；另一方面具有靶向选择性，使复合体系进入体内杀死癌细胞，从而增强其抗癌疗效、减弱其毒副作用。目前研发的新型喜树碱微纳米制剂主要包括聚合物胶束、脂质体、脂质纳米颗粒和微乳液。

喜树碱的使用忠告

作为我国的特产植物，喜树的药用功效和应用也多有记载。从传承的中医经典与现代中药应用技术中获取新启示，通过把优良传统中医药经验和现代科学技术相结合，有助于拓展传统中医药研究范畴与研发思路，开发下一个来自天然植物的活性成分喜树碱药物。

喜树碱化疗过程中的注意事项：

（1）孕妇和肾功能不全者禁用，泌尿系统感染者慎用。

（2）本品用生理盐水溶解，不宜用葡萄糖溶液稀释。

（3）避光、密闭保存，如发现沉淀即不能使用。

（4）泌尿系症状不良反应为血尿、尿频、尿急等。用药期间应多饮水，碱化尿液。在用药后 2 小时尽量排空尿液，以减少对膀胱的刺激。

（5）骨髓抑制不良反应主要为白细胞下降，一般不严重。

（6）喜树碱胃肠道不良反应以腹泻多见，严重时可引起肠麻痹和电解质紊乱。

真菌产生的神奇降脂药
——他汀类药物的发现之路

随着人们生活水平的提高和生活节奏的加快，高脂血症的发病率逐年升高，严重危害人们的生命健康。目前在全世界范围内最常用的治疗药物就是他汀类药物。据不完全统计，每天约有4 000万名患者服用该类药物。他汀类药物，又叫羟甲基戊二酰辅酶A（HMG–CoA）还原酶抑制剂，是体内合成胆固醇的限速酶，可阻断细胞内甲羟戊酸（MVA）代谢途径，使细胞内的胆固醇合成减少，

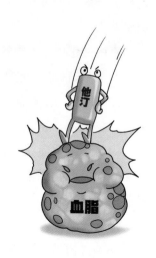

从而降低血脂水平。虽然他汀类药物在高脂血症治疗中应用如此广泛，但人们对它的发现之路知之甚少，大名鼎鼎的他汀类药物是如何被发现的呢？

求学之路中的启蒙

这要从他汀类药物的奠基人，一位"默默无闻"的应用微生物学专家远藤章说起。远藤章1933年出生于日本秋田县下乡村，他

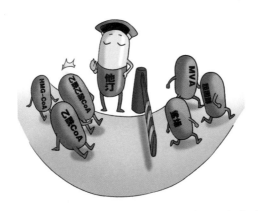

的祖父擅长治病疗伤，父亲善于务农。在祖父和父亲的影响下，他从少年时期便对家附近山里的食用菌产生了浓厚的兴趣，并立志成为一名微生物学家。后来他去了日本东北大学农学系读书，大学期间，读到诺贝尔生理学或医学奖的获得者苏格兰细菌学家亚历山大·弗莱明（Alexander Fleming）的人物传记，让他第一次完整地认识了应用微生物学，并被其研究深深吸引。1957年，远藤章从东北大学毕业，为了专心研究应用微生物学，他加入了制药公司三共株式会社（现为第一三共株式会社，简称三共公司）。1966年9月，远藤作为博士后研究员前往位于纽约的叶史瓦大学爱因斯坦医学院，进修脂质的合成机制。

当时的美国是个现代工业化走在时代前列的国家，人们的生活水平远超其他国家和地区。然而随着工业化高度发展，与脂肪相关的高脂血症成为人们健康的重大威胁，但当时没有有效的药物来降低胆固醇和甘油三酯。在远藤接触到降低胆固醇药物开发的课题后，结合当时已证实的HMG-CoA还原酶是胆固醇合成的限速酶，他大胆猜想，在微生物中是不是也有一种可以抑制HMG-CoA还原酶的物质呢？由于时间的限制，远藤在美国留学

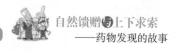

期间并未找到这种物质。1968 年 8 月，远藤留学结束，回到三共公司，他有了一个新的目标——针对 HMG-CoA 还原酶，开发一种全新的降血脂药物。

目标是明确了，但要从哪里开始着手呢？

远藤的坚持——美伐他汀的发现

放线菌是当时微生物研究的主流，但远藤并没有随大流，而是把目光放在了少有研究的真菌上。说干就干，他开始认真培养起各种真菌来，并对各种真菌的肉汤培养基进行抑制羟甲基戊二酸合成的测试。2 年的时间，他测试了近 6 000 种真菌，但是并没有发现一种有效的物质。偶然的一次机会，他从京都一家粮食店的白米中分离出橘青霉，又经过 1 年的时间，他成功从橘青霉的培养基中提取并纯化了对 HMG-CoA 还原酶有作用的活性物质，命名为 ML–236B（美伐他汀）。

在试管中 ML–236B 显示了良好的 HMG-CoA 还原酶抑制效果，那么在动物水平又是怎么样的呢？远藤首先在健康的大鼠上进行了试验，但是令他意外的是 ML–236B 完全没有效果。这个结果令三共公司对这个产品失去了信心，决定停止研发 ML–236B。但远藤没有放弃，他认为这可能是物种的差异造成的，于是又在产卵的母鸡身上使用了 ML–236B。令人惊喜的是，母鸡的血胆固醇降低了 40% 以上。随后他又在小猎犬和猴子身上做了试验，也得到了类似的结果。因此，三共公司决定重启 ML–236B 研发项目。随后，远藤围绕 ML–236B 的研究发现整理发表了学术论文，他汀类化合物开始被世界知晓。1978 年，三共公司正式启动了 ML–236B 的临床试验。1979 年 1 月，远藤认为 ML–236B 的项目已顺利推进，于是便向三共公司递交了辞呈，随后在东京农工大学当了一名教师。同年 2 月，他从红酵母菌中发现了比美伐他汀多一个甲基基团的新物质——红麴菌素（洛伐他汀），后来他将该项专利转让给了他的老东家三共公司。

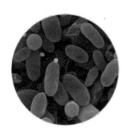

压力下的新生——洛伐他汀的上市

远在大洋彼岸的制药公司默沙东同样对他汀类药物的研发表现出浓厚的兴趣，他们邀请远藤前来美国进行学术交流。随后，默沙东与三共公司签署了一项合作协议，默沙东可以接触三共公司相关的研究数据和实验方法。很快，默沙东从成千上万的土壤样本中也发现了红麴菌素。但在 1980 年，在狗的长期毒性试验中，三共公司观察到了美伐他汀引起淋巴瘤的现象，这一消息几乎吓退了所有制药公司的研究人员，三共公司也因此停止了对他汀类药物的研发。

但是这时默沙东的首席科学家罗伊·瓦格罗斯（P.Roy Vagelos）没有放弃，他顶住压力，继续开展研究。美国食品药品监督管理

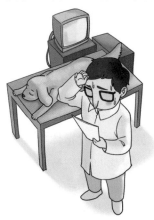

局（FDA）批准了洛伐他汀的临床试验继续进行，但是只针对有严重的遗传性家族性高脂血症患者。令人惊喜的是，洛伐他汀降低胆固醇的效果非常明显，更重要的是，它并没有像美伐他汀那样产生严重的致癌副作用。默沙东进一步启动了针对更广泛人群的大型临床试验，洛伐他汀也得到了有效、安全的结果。最终在1987年，洛伐他汀获得 FDA 批准上市。

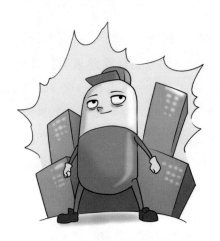

　　这就是他汀类药物发现的故事，虽然一波三折，但是正是由于他汀类药物的成功研发，给万千高脂血症患者带来了福音。

他汀类药物的使用忠告

　　高血脂形成的原因及危害：高血脂的形成一般有两个原因。一方面是由于长期摄入过量的高脂食物，比如平时就比较喜欢吃高油的食物或点心。另一方面就是体内参与胆固醇或甘油三酯代谢的酶有问题，这种情况多具有家族遗传性。血脂升高尤其是胆固醇升高，大量的胆固醇可沉积到血管壁，导致动脉粥样硬化和斑块的形成，严重还会造成急性心肌梗死、脑梗死等疾病。而甘油三酯水平升高还可能导致严重的急性胰腺炎。

他汀类药物的作用：①降脂，通过抑制胆固醇合成过程中的关键酶，减少胆固醇合成，还可降低低密度脂蛋白和甘油三酯含量，并且在一定程度上还能提高高密度脂蛋白含量；②抗动脉硬化，他汀类药物具有抗动脉硬化的作用，能够稳定斑块，并且可以防止动脉硬化进展。

他汀类药物的选择：目前常用的他汀类药物有洛伐他汀、辛伐他汀、普伐他汀、氟伐他汀、阿托伐他汀、瑞舒伐他汀，以及匹伐他汀等。具体用哪种需要考虑初始血脂水平、降脂目标、肝肾功能、联合用药等因素，在医生的指导下选择适合的药物。

他汀类药物的不良反应：一般情况下，他汀类药物具有良好的耐受性和安全性，约1%的患者血清转氨酶升高，若持续升高或超过正常值3倍，应及时停药，还有极少部分患者可能出现横纹肌溶解综合征。因此，用药期间应定期监测肝、肾功能，对肌痛患者应监测血清肌酸激酶，必要时停药。

开创器官移植新时代
——环孢素

　　器官移植是很多疾病晚期患者唯一能够救命的方式，而器官移植面临的巨大挑战之一就是排斥反应。移植排斥反应是患者进行组织或器官移植后，外来的移植物被视为一种"异己成分"被受者免疫系统识别，免疫系统在被移植患者体内产生针对移植物的攻击、破坏和清除的免疫学反应。为了降低排斥反应的发生，在器官移植之后，接受移植的患者需要长期服用抗排斥的药物，降低免疫系统对新移植器官的攻击，确保移植器官发挥生理功能，延长移植后器官的存活时间。

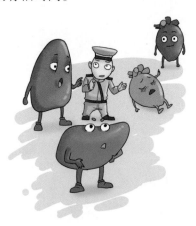

　　环孢素，又称环孢素 A 或环孢多肽 A，是由 11 个氨基酸组成的环状多肽，是药物发现史上第一个选择性免疫抑制剂，可以有效地特异性抑制淋巴细胞反应和增生，而对其他的免疫细胞的抑制作用则相对较弱，因此在抗器官移植排斥中取得了很好的疗效，属于强效免疫抑制剂，开创了器官移植免疫抑制治疗的新时代。临床上主要用于肝、肾、心脏及造血干细胞移植的抗排异反应，也可与肾上腺皮质激素同用，治疗免疫性疾病。环孢素的发现，几经曲折，终于让器官移植成为可能。

从土壤中发现的环孢素

　　自然演化的生物系统是药物发现的巨大宝库，从青霉菌中发现抗生素开始，在微生物中寻找药物便成了新药发现的重要途径。链霉素、红霉素、万古霉素等都是从土壤微生物中得到的。

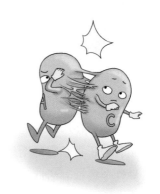

　　1970 年，瑞士山德士公司的员工从一份挪威哈当厄高原和一份美国威斯康星州的土壤中都分离得到了一种丝状真菌，且分离得到了一种全新的代谢产物。虽然分离得到的这些代谢产物没有抗细菌活性，但显示出一定的抗真菌活性。山德士公司认为这种丝状真菌具有进一步研究的价值，便将其扩大培养，分离出两种代谢产物，分别命名为环孢素 A 和环孢素 C。其中，环孢素 A 为主要的代谢产物。然而进一步的研究结果却不尽如人意，环孢素 A 和环孢素 C 很难被开发成抗真菌药物。

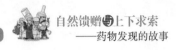
意外发现的免疫抑制活性

幸运的是，在发现环孢素的同时，山德士公司开始了一项宏大的筛选项目——"一般筛选程序"，其包含了 50 多个药理实验，类似于现在的高通量筛选，只是它并非基于适应证进行筛选，而是基于化合物。正是这个筛选项目发现了环孢素的前途所在。

山德士公司的一名研究员认为微生物的代谢产物非常有趣，往往具有特殊的药理活性，说不定筛选结果会带来惊喜。于是他将环孢素通过"一般筛选程序"进行筛选，测试它可能的药理活性，在所有的药理实验中出现了一个阳性结果，即环孢素具有免疫抑制作用。而在此之前，山德士公司已经在免疫抑制药物研发上做了很多工作，只不过很多药物都由于毒副作用而没能继续，这些也都是环孢素免疫抑制活性被发现的基石。

此时，器官移植已在临床应用近 20 年。人们已经认识到移植后需要进行免疫抑制治疗，并且已经开发出一些免疫抑制药物。但这些药物的作用都是非特异性的，除了能抑制免疫细胞之外，还会抑制其他正常细胞的增殖，导致器官移植几乎无法成功。而环孢素特异性免疫抑制活性的发现，为器官移植打开了一扇新的大门。

曲折探索的临床试验

1976 年，环孢素的第一例人体试验开始实施。按照新药开发的惯例，环孢素采用的是纯药物粉末灌装胶囊的制剂，但是试验结果很不理想。在当时的条件下，科学家们并不清楚是环孢素口服吸收生物利用度低造成的。在现代的药物研究中，血药浓度检测是早期临床试验中最为重要的内容之一。而在环孢素临床试验伊始，并没有建立足够灵敏的环孢素浓度检测的方法。

在知道了环孢素的吸收问题，并建立了血药浓度的检测方法后，山德士公司的科学家们选择了以身试药。这次研究准备了 3 种处方制剂，分别是由水、乙醇和吐温 80 溶解的环孢素水溶液，以椰油为载体的环孢素悬浮液和用环孢素粉末制成的胶囊。显然，服用环孢素水溶液的血浆中环孢素浓度最高，环孢素悬浮液次之，环孢素粉末则几乎没有吸收。基于这一结果，山德士公司的科学家们最终决定同时开发口服和静脉注射两种制剂。

在解决了环孢素吸收问题后，1978 年开始了环孢素应用于器官移植的临床试验。终于在 1983 年，美国 FDA 批准环孢素用于抑制器官移植的排斥反应。首次上市的制剂形式是注射剂和软胶囊，但其口服生物利用度仍然较低且不稳定。1995 年，诺华上市了环孢素的乳化剂，生物利用度问题得到了一定的解决，但仍需进行血药浓度监测。随后，市场上开始有仿制药上市。由于环孢素的个体差异很大，在临床应用时需要特别谨慎，血药浓度监测仍然必不可少。

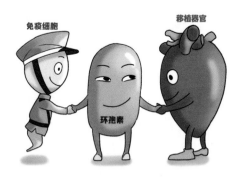

在药物研发史上，很多药物的发现似乎很意外，但每一个新药的发现都是长期知识累积和不懈追求的结果。环孢素的发现离不开长期的微生物分离和培养的实践，离不开药物筛选过程中的

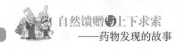
各种药理筛选模型，更离不开敢于在科学探索中坚持不懈、勇于尝试、不惧失败的研究者。随着医疗技术的提高，相信越来越多的药物可以被探索和筛选出来。

环孢素的使用忠告

环孢素已经给超过 50 万的移植患者带来了健康生活，适用于预防及治疗同种异体心脏、肾脏、肝脏、骨髓等器官或组织移植所发生的排斥反应。本品常与肾上腺皮质激素等免疫抑制剂联合应用，以提高疗效。

服用时间要固定：由于环孢素治疗窗比较窄，为了达到稳定的药物浓度，最好固定服用时间。

食物的影响：环孢素是脂溶性药物，口服吸收慢，且环孢素浓度会受一些食物影响，比如葡萄柚汁可使其浓度增加，而牛奶又会增加其吸收。

定期监测药浓度：环孢素个体差异大且治疗窗窄，需借助药物浓度监测，来调整合适的药物剂量。监测环孢素的谷浓度一般在服药前半小时抽血，监测环孢素的峰浓度一般在服药后 2 小时抽血。

警惕药物相互作用：环孢素与雌激素、雄激素、西咪替丁、地尔硫䓬、红霉素、酮康唑等合用，可增加该药的血浆浓度，从而可能会增加肝、肾毒性。故与上述各药合用时须慎重，应监测患者的肝、肾功能及该药品的血药浓度。与吲哚美辛等非甾体消炎镇痛药合用时，可使患者发生肾功能衰竭的危险性增加。与洛伐他汀（降血脂药）合用于心脏移植患者时，有可能增加横纹肌溶解和急性肾功能衰竭的危险性。需合并使用其他药物时，建议咨询医生或药师意见。

王者"溶药"是如何炼成的
——阿替普酶的诞生史

对于急性缺血性脑卒中患者，有一个溶栓"黄金6小时"，即发病6小时内溶栓血管再通率高，是整个抢救环节的关键时间节点。为了提高血管再通成功率，造福更多的脑卒中患者，临床急救所用的溶栓药物也是几经更迭。

目前，使用比较普遍并且医生评价较高的溶栓药为阿替普酶。那么，阿替普酶又是怎样取代了第1代溶栓药尿激酶和链激酶，成为临床溶栓的"香饽饽"，占据溶栓界"王者"之位的呢？

"溶药"的诞生——链激酶

1933年，泰利特·史密斯（Tillett W.Smith）等科学家发现从有些患者体内抽出来的血液不凝固，进一步检查发现这些患者血液里都含有β溶血性链球菌，这一反常的现象激起了他们的好奇。为了得到答案，他们不断探索，将β溶血性链球菌在体外进行培养实验，终于发现在正常人的血液中加入这些细菌的培养滤液之后，血液不凝固了。不仅如此，在正常人凝固的血液中，加入这些细菌的培养滤液之后，凝固的血块竟然神奇般地溶解了。后来的十几年里，科学家们对这种现象的深层作用机制进行了不断的研究。直到 1945 年，克里斯·罗杰（Christensen L.R.）等科学家发现了这种物质可以活化纤维蛋白酶原，将它转化成纤维蛋白酶，所以才把它命名为链激酶。在那个年代，由于科学技术有限，所得到的链激酶都不是纯品，多只能外用。后来科学家为了探索链激酶在体内的溶栓作用，约翰逊和泰利特·史密斯又分别于 1952 年和 1959 年在动物和人体内进行了实验，均证实了它的溶栓作用。直到 1972 年瑞迪·K. 奈利（Reddy K.N.）等科学家才搞清楚该酶的具体功能机制，瑞迪发现它能够活化纤维蛋白的溶系统酶原，将其转变为纤溶酶，而纤溶酶具有丝氨酸蛋白酶活力，这种蛋白酶能够降解形成脑栓塞骨架的纤维蛋白，进而溶解脑栓塞，并限制血栓增大。按照其作用机制，这种药品就叫作纤维蛋白溶解药，又称为血栓溶解药，"溶药"的概念至此诞生。

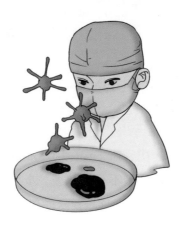

初代"溶药"——尿激酶

中国古代汉方中就曾记载将"童子尿"作为药引或者药物用于治疗疾病。无独有偶，西方学者也一直致力于研究尿液的药用价值。20 世纪四五十年代，先后有学者发现尿液浓缩后提取出的蛋白质同样具有使血栓溶解的作用。至此，尿激酶被发现。但是，从尿液中获得这种蛋白质并非易事，1 吨的尿液里只能提取 15 毫克的这种蛋白质。由于来源受到限制，尿激酶从发现到应用于临床经历了相当长的一段时间。早期，有日本的研究公司收集来自世界各地的尿液，企图从大量的尿液里提取尿激酶用于临床。但是，尿液从别国运往日本路途遥远，里面的蛋白质很容易变性，而且成本颇高，因此，这项计划最终"流产"。1978 年雅培实验室（现在的雅培公司）通过从流产的胎儿或者一些死胎的肾脏中获取肾细胞进行培养获得尿激酶，并获得了生产批准。但是他们没有对收集的细胞进行病毒灭活，也没有检测这些夭折儿童的母亲是否携带传染病毒。由于不符合审查标准及伦理要求，美国 FDA 勒令其停止生产，尿激酶的上市再一次"流产"。后来，日本的制药公司一直致力于研究如何将新鲜的尿液进行浓缩提纯。随着色谱分离技术的发展进步，用色谱法分离尿激酶变为可能。终于，1985 年，尿激酶在日本上市。

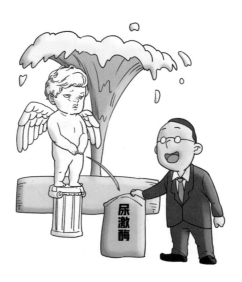

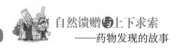

初代"溶药"的"BUG"

　　第一代溶栓药主要是链激酶和尿激酶，但这些药是非特异性纤维酶原激活药，所谓的非特异性就是没有识别特异性纤维蛋白酶原的能力，常常"敌我不分"，将"好的"和"坏的"纤维蛋白一起溶解，所以极易引发出血反应。因为缺乏特异性，若使用剂量过大，易引起大量出血反应；若使用剂量过小，其在目标部位无法保持在合理浓度范围内，从而血管开通也较少。

　　链激酶是经致病性的溶血性菌发酵而来，从而产生相应的抗原力，作为一种有抗原性的异体蛋白，往往可引起皮疹、药物热等过敏反应。因人类经常受变异性链球菌影响，故人体体内常有链激酶的抗体产生，在应用时应该先给予适当的链激酶初导剂量，使之与抗体中和。同时，由于链激酶的用量并不易于掌握，出血的危险性也相当大，制备中残留的大量细菌溶血性素对心脏和肝脏都有不同程度损伤，现已极少应用。

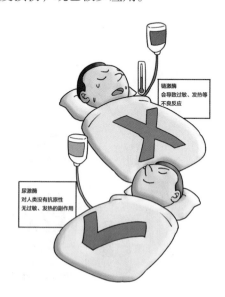

王者"溶药"——阿替普酶

由于初代"溶药"的"敌我不分",极易诱发脑出血,在没有发明 CT 的年代,医生没有办法在短时间内鉴别患者到底是脑出血还是脑梗死,这也使得早期静脉溶栓的危险大大增加。因此,溶栓治疗在那个年代并没有得到广泛应用。直到 20 世纪 70 年代,CT 被发明并首先应用于头颅检查,这为脑卒中的诊治开启了新篇章。随着 CT 技术的成熟和临床应用的普及,医生可以迅速判断脑出血和脑梗死,溶栓药才得以广泛应用。

组织型纤维蛋白溶解系统酶原活化剂(t-PA)是产生于人体内皮细胞中的天然溶栓药,1979 年瑞肯・丁曼(Rijken C.Dingeman)等从人类黑色素细胞瘤细胞系中成功培养出 t-PA,揭开了现代溶栓疗法的新篇章。1987 年 FDA 准许 t-PA 用于预防急性心肌梗死(AMI),并随即又于 1990 年获准进行肺栓塞的溶栓疗法。

由于 t-PA 的培养方法极大影响着其生产产量,所以很难在临床上应用,亟待开发新技术并加以改善。终于在 1983 年,利用 DNA 重组技术可在体外获得大量的 t-PA,使 t-PA 的量产成为可能。这种量产的 t-PA 被命名为重组型组织型纤溶酶原激活物(rt-PA),也就是如今广泛用于脑梗死溶栓的阿替普酶。

阿替普酶是利用基因工程技术生产的。阿替普酶对纤维蛋白原具有特殊亲和力,可刺激血凝块中纤溶酶原从而"精准定位",并产生强烈的局部溶栓效应。此外,相较于链激酶,阿替普酶引起过敏反应的概率明显降低。且阿替普酶可精确定位血栓部位,所以不易引起大出血等并发症。由于阿替普酶较初代溶栓药具有更低的致敏性及更小的出血率,同时有更优越的溶栓(通血管)疗效,大大改善了患者的生存预后和生活质量,因而在临床被广泛应用。

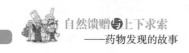

此后，它逐渐取代初代溶栓药物的位置，成为溶栓界的"王者"。

阿替普酶的使用忠告

尽管阿替普酶已广泛用于临床溶栓治疗，但在临床使用上仍有许多注意事项，才能确保药物更好地发挥药效，降低副作用，造福患者。

给药方式：静脉注射。急性冠脉综合征（心梗）：针对症状出现在 6 小时之内的患者，一般采用 90 分钟加速给药法；而针对症状突然出现在 6～12 时之内的患者，则采用 3 小时给药法。急性缺血性脑卒中，治疗最宜在症状发作后的 3 小时内进行。

安全性：使用阿替普酶出现最多的不良反应就是出血，严重的表现为脑出血，其次为呼吸道、胃肠道及泌尿生殖道等地方的出血。它可诱发敏感性化学反应，如皮疹、荨麻疹、支气管痉挛、心血管源性水肿和窒息等。另外的尚有神经异常，如失语、言语失常、谵妄、意识模糊等，以及心脏系统失常，如心停搏、心源性休克及再梗阻。还可引起恶心、呕吐等胃肠道相关反应。

禁忌证：禁用于对本产品活性成分和所有的其他成分过敏者，也不能使用于有高危出血倾向者，严重或尚未受到抑制的小动脉高压、细胞性心内膜炎或心包炎、急性胰腺炎、近 3 个月的严重胃溃疡史、食管静脉曲张、血管瘤及小动静脉系统畸形、严重的慢性肝病患者，以及最近 3 个月内有严重的外伤及大手术的患者。该品不宜为 18 周岁以内和 80 周岁以上的急性脑卒中患者治疗。

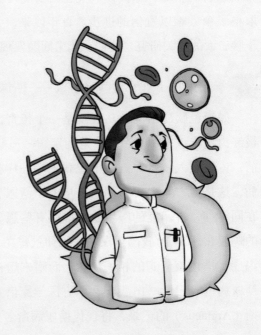

"不治之症"糖尿病的终结者
——胰岛素的传奇故事

胰岛素是历史上最伟大的医学发现之一，2021 年是胰岛素发现 100 周年。在没有胰岛素之前，人类对糖尿病束手无策，一旦患上 1 型糖尿病就等于被判死刑。胰岛素的发现不仅拯救了无数糖尿病患者的生命，也促使人类在自身免疫疾病和精准医疗等领域取得了令人难以置信的进步。百年以来，共有 4 枚诺贝尔奖来源于胰岛素的相关研究。我们一起来回顾发现胰岛素的传奇历史吧！

令人束手无策的古老疾病——糖尿病

如果说胰岛素的成功发现是一个传奇，那么造就这个传奇的最终力量应该来源于一种古老的疾病——糖尿病。距今约 3500 年前，古埃及人就曾在医书中记载了一种症状为"多饮多尿"的疾病，这是考古学上可追溯的最早关于糖尿病的文字记录。差不多在同时期，古印度的医生也曾描述有些患者的尿液会"吸引大量的蚂蚁和苍蝇"。我国东汉名医张仲景曾在《金匮要略》中以"消渴症"描述该疾病的相关症状；而隋末唐初的《古今录验方》对糖尿病也有记录。16 世纪，西方医学家借鉴古希腊名医阿莱泰乌斯（Aretaeus）的记录，将现代糖尿病命名为 diabetes mellitus——

两个单词分别意为"多尿"和"甜"。尽管世界各地很早就发现了糖尿病，但因为找不到病因，一直以来，人们只能做到识别这种疾病而全无任何应对方法。

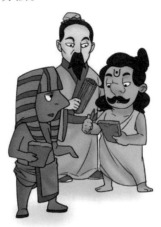

曙光——胰腺与糖尿病的关系

早在 1869 年，年仅 22 岁的德国医学生保罗·兰格尔翰斯（Paul Langerhans）指出胰腺中存在成群的岛状细胞团，并且推测这些岛状细胞团可能分泌激素。但当时并未弄清此细胞团块的具体作用，亦没有直接将其与糖尿病联系起来。历史上第一次将胰腺和糖尿病联系起来的是德国科学家约瑟夫·冯·梅林（Josef von Mering）和奥斯卡·闵科夫斯基（Oskar Minkowski）。1889 年，他们意外发现被摘除了胰腺的狗出现了多尿、糖尿等糖尿病典型症状。由此，胰腺与糖尿病的关系得以确认，开启了糖尿病胰腺研究的新领域。1901 年，美国病理学家尤金·奥培（Eugene Lindsay Opie）在进行糖尿病尸体解剖时发现，胰腺中央部位的胰岛出现了明显的形态变化和萎缩，而并非全部胰腺。这就证明了胰岛的病变正是导致糖尿病的原因，并推测胰岛能够分泌一种内源性物质调节血糖。

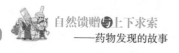
开启人类健康命运的钥匙

然而，如何将胰岛分泌的神秘激素提取出来是科学家们面临的技术难题。无数人前仆后继。一晃好几十年过去，技术上却毫无进展。直到一个叫弗雷德里克·格兰特·班廷（Frederick Grant Banting）的加拿大年轻人终于拾起了这把掌握着人类健康命运的钥匙。

1920 年，在当地一所医学院做兼职助教的班廷医生正准备给学生上一堂关于糖代谢的辅导课。他认真地查阅相关资料，意外地读到一份病例报告：一个患者的胰脏导管被结石堵塞之后，分泌消化酶的消化腺萎缩了，可是胰岛细胞却依然存活良好，并且没有引发糖尿病。班廷的脑海中灵感闪现：要是模仿结石阻塞的状况，把狗的胰脏导管用手术结扎，等消化腺萎缩之后，再提取神秘激素不就行了吗？

然而，班廷自己在小诊所里无法完成这项伟大的试验。于是，小伙子破釜沉舟，执意关掉自己的诊所并辞去了兼职的教学工作，跑回母校多伦多大学，向当时的糖尿病权威专家约翰·詹姆士·理察·麦克劳德（John James Richard Macleod）教授寻求帮助。一开始麦克劳德不冷不热，但最终他还是答应了班廷，不是因为他独具慧眼，而是因为班廷要的东西实在是太容易满足——他只要 1 个助手，10 条狗，8 周时间。

班廷和年仅 21 岁的医学生查尔斯·贝斯特（Charles Best）开始了第一轮试验。他们给狗做了胰脏导管结扎手术，等到胰脏萎缩之后保留最关键的胰岛组织。然而，从已经萎缩的胰脏中提取出来的物质似乎并不起作用。8 周很快就过去了，狗一条又一条地死掉，实验却毫无进展。但两人铁了心要将研究进行下去。他们想方设法地又买回来了 10 条狗，开始了新一轮的实验。终于有一天，转机出现了。在注射了胰岛组织提取液后，原本连头都抬不起来的糖尿病狗竟然站起来了，并且血糖降到了正常水平。当时，他们称这种溶液为 isletin，后来更名为 insulin（胰岛素），并沿用至今。

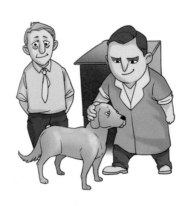

从动物过渡到人体

实验虽然取得了初步的成功，但他们还面临着一个重要的问题：提取液的制备手续太复杂，而且纯度不够，数量少，无法应用于人。于是，麦克劳德和班廷邀请内分泌腺研究专家詹姆斯·伯特伦·科利普（James Bertram Collip）加入研究组以帮助他们改进提取工艺。1921 年，科利普设计了一种使用 90% 酒精提取胰岛素的方案。这是一项关键的改进，使胰岛素溶解，同时使其他杂质通过沉淀析出。这项技术突破性地解决了胰岛素所谓的 "最后一公里" 问题，并将班廷和贝斯特的制剂达到了一种纯到足以供人类使用的水平。1922 年，班廷在一位患有 1 型糖尿病且生命垂危的 14 岁男孩伦纳德·汤普森（Leonard Thompson）身上实现了人类历史上第一次真正意义上的胰岛素治疗，并获得巨大成功。很快，班廷发现胰岛素的消息轰动了全世界。

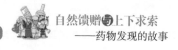

历久弥新的胰岛素

1923 年 10 月 25 日，诺贝尔奖委员会决定授予班廷和麦克劳德生理学或医学奖，以表彰他们对人类战胜疾病所做出的巨大贡献。此时的班廷年仅 32 岁，成了史上最年轻的诺贝尔生理学或医学奖得主，这一纪录至今仍未被打破。后来，班廷和麦克劳德将胰岛素的专利以 1 美元的价格转让给了多伦多大学，用人类最伟大的"奉献"精神给自己的功绩画上了一个完美的句号。1923 年胰岛素作为商品上市，造福了无数糖尿病患者。为纪念班廷的巨大贡献，世界卫生组织和国际糖尿病联盟在 1991 年将班廷的生日——11 月 14 日定为"世界糖尿病日"，班廷也被称为"胰岛素之父"。

班廷时代的胰岛素在现在看来只是粗制品。100 年来，胰岛素经历了从无到有，从动物胰岛素到重组人胰岛素，再到胰岛素类似物三个阶段；胰岛素的剂型也不断推陈出新，目前已发展为速效、短效、中效、长效和预混胰岛素等多种剂型。人类对胰岛素探索的脚步从未停歇，无数先辈做出了卓越贡献，数不清的生命被拯救，传奇还在继续，胰岛素也将历久弥新。

1923年诺贝尔生理学或医学奖

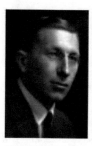 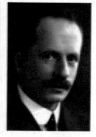

费雷德里克·格兰特·班廷　　约翰·詹姆士·理察·麦克劳德

胰岛素的使用忠告

选择合适的胰岛素类型：注射胰岛素，需要尽可能模拟人体分泌胰岛素的规律，即 24 小时基础分泌 + 三餐后高分泌。因此，可用中效、长效胰岛素模拟 24 小时基础分泌，短效和速效的胰岛素模拟三餐后高分泌。这种注射方式与人体自身规律最为契合，但需要注射的次数多。使用"预混胰岛素"可以减少注射次数。具体使用哪种胰岛素，需要专业医生根据患者特点综合判断。

胰岛素的注射时间：不同类别胰岛素的使用时间不一样。如果使用短效或预混胰岛素，必须保证它在身体吸收食物的时候起效，这样可以避免低血糖。短效胰岛素要在餐前 30 ～ 60 分钟使用；预混胰岛素通常在餐前 15 分钟使用；速效胰岛素要在餐前 5 ～ 15 分钟或饭后立即使用。建议使用前仔细阅读药品说明书。

胰岛素的注射部位：胰岛素的注射部位包括腹部、大腿外侧、上臂外侧和臀部。长期在同一部位注射，会使局部组织吸收胰岛素能力下降，出现皮下脂肪营养不良，也会影响胰岛素的吸收，故应注意轮换注射部位。

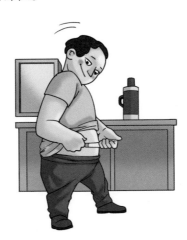

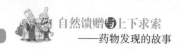

注射胰岛素的注意事项：注射前须消毒注射部位，使用较短（4毫米和5毫米）针头时，通常无须捏皮，并可垂直进针；而使用较长针头（6毫米以上）时，需要捏皮和（或）采取45°角进针。使用注射笔推注胰岛素完毕后，在拔出针头前至少停留10秒。而胰岛素专用注射器注射后无须停留，可即刻拔出。注射用针头应一次性使用，以减少脂肪增生、注射疼痛、出血和感染的风险。

胰岛素的储存：胰岛素需要正确地储存。未开封的胰岛素均应贮存于2～8℃的冰箱内，避免冰冻。使用时需在室温的环境下放置一段时间，恢复常温后再进行注射。开封后的胰岛素可室温（一般指25℃左右）保存28天，应避免阳光直射和反复震荡。使用中的胰岛素笔不应再放回冰箱，否则会对注射笔造成损害，影响其寿命。

"白色瘟疫"的克星
——卡介苗

19世纪，经历了工业革命后，欧洲大陆大批人口从农村涌入城市工厂工作和生活，人口密度的增加、工作环境的恶劣导致了结核病在人群中迅速传播，结核病的阴影笼罩着欧洲，肺结核也因为极高的传染率、死亡率而被人们称为"白色瘟疫"。面对这种感染率、致死率极高的传染病，无论是皇室贵族抑或是平民，大家都束手无策。

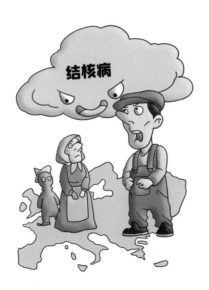

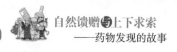

"白色瘟疫"的真相

1882 年结核病患者终于迎来了转机，德国科学家罗伯特·科赫（Robert Koch）发现了结核病的病原菌——"结核分枝杆菌"，这是人类历史上第一次窥见结核病的"真凶"，科赫于 1882 年 3 月 24 日在柏林生理学会上宣布了这一重大发现。正是由于科赫这一伟大的发现，1905 年诺贝尔生理学或医学奖授予了罗伯特·科赫。

但科赫的这些发现并没有阻挡结核病的大流行，结核病的感染率与死亡率依旧居高不下。人们都知道对抗传染病最为简单、直接、经济和有效的手段就是疫苗的接种，但结核病的疫苗却迟迟没有进展。

宣战结核病——潜心研制疫苗

19 世纪 90 年代，法国科学家阿尔伯特·卡尔梅特（Albert Calmette）受巴斯德研究所的委托，在里尔成立了新的研究所，回到里尔后卡尔梅特对无数遭受结核病折磨的患者心痛不已，特别是许多婴儿还没来得及好好看一看这世界就因结核病而不幸离世，于是卡尔梅特萌发了研究结核病疫苗的想法。另一位法国科学家卡米尔·介朗（Camile Guerin）在听说卡尔梅特的想法后也加入了卡尔梅特的团队，致力于研发结核病疫苗。

但疫苗的研发并非易事，科赫曾在 1882 年就尝试着直接用结核菌素分泌的肺结核素作为疫苗，但是并没有成功，实验中的动物出现了严重的过敏反应，第一条路失败了。卡尔梅特和介朗不断尝试为公羊接种牛型结核杆菌，但实验均以失败告终。结核杆菌毒性非常强烈，动物一旦接种就会发生感染而死亡，只能把结核杆菌进一步减毒才能保证其作为疫苗的安全性。大多数细菌对温度比较敏感，所以卡尔梅特尝试加热来减毒结核菌，加热后的结核杆菌活性的确降低了很多，但是动物实验依旧无法确保其作为疫苗使用的安全性，无奈之下，他只能另寻他法。

在无数次实验中卡尔梅特偶然发现胆汁能减弱结核杆菌的活性，于是开始在含有胆汁、5% 的甘油、马铃薯的培养基上培养结核杆菌，但一代的培养并不能获得既能让人体发生免疫反应，又不会使人感染结核病的低毒性结核杆菌，于是两人开始不停地将结核杆菌传代，试图通过一代代的培养，将结核杆菌毒性减弱，再从中挑选出能作为疫苗接种的目标结核杆菌。功夫不负有心人，经过230 次传代，13 年的培养，终于获得了符合要求的减毒结核杆菌。大量的动物实验表明，这种减毒结核杆菌活疫苗是安全的，动物在接种这种结核杆菌后能对结核病产生免疫却不会感染结核病。但是这种减毒活疫苗还没有应用临床，大众对这支能够预防结核病的减毒活疫苗还抱有怀疑态度。1921 年，法国医生维尔·哈勒（Weill Helle）首次为一名父母双亲及奶奶均死于肺结核的小婴儿接种了这个减毒活疫苗，结果这名小婴儿成功地获得了对结核病的免疫，健康地长大了，结果令人感到欣喜和振奋。卡尔梅特和介朗又继续进行了 300 多例的临床试验，花费了 3 年时间，证明了这种减毒活疫苗的安全性和有效性。1924 年，卡尔梅特和介朗两人将他们的实验成果公之于世，更多的人接种了这种减毒活疫苗，到了 1928 年，法国召开了国家科学大会，为了纪念两位为结核病防治做出伟大贡献的科学家，人们将这种疫苗命名为"卡介苗"。

卡介苗推广的坎坷之路

卡介苗问世以后，人们开始大力推广接种用于预防肺结核，但往往天不遂人愿，就在所有人认为卡介苗已经大获成功时，灾

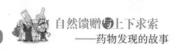

难降临了。1930年，德国吕贝克的市立医院发生了一件严重的疫苗事故——251名新生儿在医院接种卡介苗后，大多数新生儿感染了结核病，其中有76名新生儿死于肺结核。此事在当时引发了轩然大波，人们对卡介苗的信任程度降至冰点。万幸，人们在经过仔细调查后得知，此次疫苗事故是由于该医院的一名医生不小心将一株用于实验的未减毒结核菌株混入了疫苗中，卡介苗被证明是安全的。虽然调查结果显示安全，但是这次事故依旧让群众对卡介苗的接种产生了抵触情绪，很多不明情况的群众拒绝接种卡介苗。

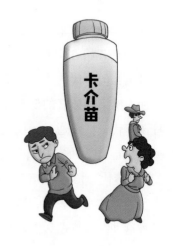

即便如此，卡介苗作为预防结核病唯一的手段，依旧在不断发展，从一开始的口服到后来的多穿刺接种、划痕接种，再到皮内注射技术。1948年巴黎召开了一次国际性的关于卡介苗的会议，会议表明，经过25年的使用验证，卡介苗的安全性和有效性都有保证，是预防结核病最为经济、安全的手段。各国开始大力推广卡介苗的接种，卡介苗成了无数新生儿接种的第一针疫苗，帮助婴幼儿成功规避了感染儿童重症结核病及结核性脑膜炎的风险，有效地阻止了结核病侵略的步伐。

卡介苗无疑是人们战胜结核病进程上极其重要的一步，虽然卡介苗在预防儿童结核病上效果显著，但其也有一定的局限性，对成人结核病的预防非常有限，所以要想彻底消灭结核病还需要世界各国密切合作、互帮互助，尽快消除导致结核病疫情的各种不利因素，以达到彻底终止结核病的伟大目标。

卡介苗的使用忠告

由于我国结核病的发生率较高，我国已将卡介苗列为一类疫苗，出生3个月以内的婴儿如无特殊情况应尽早接种，婴儿接种后机体会产生免疫应答，能有效预防儿童结核病、结核性脑膜炎或其他严重并发症。

卡介苗属于减毒活疫苗，由失去了毒性和致病性的活性牛型结核杆菌制备而成。人体接种卡介苗后，从未受过结核杆菌感染的机体就会迅速对减毒结核杆菌做出免疫反应：体内巨噬细胞会将减毒结核杆菌进行加工处理，呈现出抗原传递给T细胞，T细胞再进行增殖和分化形成效应T细胞和记忆细胞，而记忆细胞就会帮助机体在下一次面对结核杆菌的侵袭时迅速做出反应，以此来达到抵御肺结核的目的。

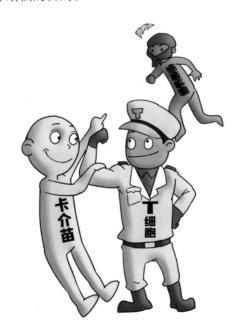

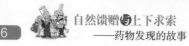

　　卡介苗接种后常见不良反应及处理措施：由于卡介苗本身的生物特性，接种后 2 周左右，接种部位可能会出现红肿浸润，若随后化脓，形成小溃疡，出现此类情况无须过度担心，可消毒预防其感染。一般 8 ～ 12 周溃疡部位会结痂，等待痂皮自然脱落即可。但有时因为个体的差异、接种手法和接种剂量的差异，部分儿童会出现更为严重的不良反应，如出现局部淋巴结肿大、溃疡伴囊状脓肿等就需要及时就医，采取相应的措施进行治疗。

血液 "兴奋剂"
——促红细胞生成素的传奇史

提到 "促红细胞生成素"（EPO），大众可能有点陌生，但是换个关键词 "贫血"，想必大家都耳熟能详了吧。EPO，顾名思义，就是一种能够促进红细胞生成的激素。它是一种由肾脏分泌的活性糖蛋白，作用于骨髓中造血祖细胞，能促进其增殖、分化为红细胞。EPO 在红细胞的生成中起着决定性的作用。目前临床上 EPO 主要用于治疗肾功能不全导致的贫血。

EPO 的发现结束了贫血一般只能依靠输血的历史，且助力美国哈佛医学院教授威廉·凯林（William G.Kaelin）、英国牛津大学教授彼得·拉特克利夫（Peter J.Ratcliffe）和美国约翰·霍普金斯大学医学院教授格雷戈·塞门萨（Gregg L.Semenza）获得了 2019 年的诺贝尔生理学或医学奖，他们发现了细胞感知和适应氧气变化机制，以及低氧诱导因子 1（HIF-1）在肿瘤中的调控作用。但是，如此良药在体育界却臭名昭著。为什么呢？让我们一起来了解一下 EPO 传奇的一生。

EPO 的探索之旅

和很多重大发现类似，科学家对 EPO 的认识不是一帆风顺的，

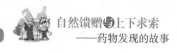

一路伴随着质疑和挑战。从 EPO 概念的提出到最终确定具体的分子结构花了接近一个世纪。

1906 年,法国科学家卡诺特(Carnot P.)和德弗朗德尔(Deflandre C.)给正常的兔子输注了贫血兔子的血清后,发现正常兔子血浆里红细胞计数增加,他们认为血浆中某种因子能够刺激调节红细胞的生成。这就是最早的 EPO 概念原型。遗憾的是随后几十年里研究者并没有成功重复这一实验结果,主要原因是当时对新生红细胞的计数定量并不精准。

1950 年,瑞曼·肯特(Reissmann R.Kurt)和卢瑟斯·鲍尔(Ruhenstroth Bauer)的异种共生实验给出了真正有力的证据。他们通过外科手术将两只活体大鼠的循环系统连接在一起,将其中一只置于低氧环境,另一只呼吸正常的空气,结果两只老鼠的体内都大量生成了红细胞。毫无疑问,血液循环系统中存在一种能够刺激红细胞生成的激素,促红细胞生成素(EPO)由此得名。另外也说明 EPO 对低氧非常敏感。

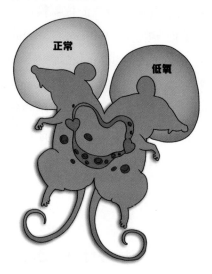

　　EPO 究竟是一个什么分子？美国科学家高登斯·伊克（Gold wasser Eugene）用了 30 年的时间，最终在生物化学水平上阐明了这个问题。EPO 的功能是刺激新生红细胞，但后者的计数定量并不精准。红细胞里最主要的功能分子是含有血红素的血红蛋白，血红素分子中心含有一个亚铁离子，所以高登斯研究组用放射性的铁同位素标记新生的红细胞，建立了灵敏检测 EPO 活力的方法，使得从动物体液样本分离纯化浓度极低的 EPO（每毫升纳克级）成为可能。但直接从体液纯化 EPO 仍然非常困难，产量也很低。

　　自 20 世纪 80 年代开始，基因工程及生物合成技术开启了生物制药时代的新篇章。继人胰岛素诞生后，第一个通过基因工程合成的造血系统生长因子——重组人促红细胞生成素（rHuEPO）于 1985 年研发成功。1989 年，应用重组 DNA 技术已能大量生产 rHuEPO，并被批准规模化生产用于临床实践。rHuEPO 成为生物制药发展史中和人胰岛素并肩的里程碑式经典生物制品。1998 年，

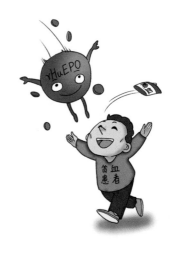

EPO 核磁共振溶液结构，以及 EPO 及其受体复合物晶体结构得到解析。至此，人们对 EPO 才有了最直观的认识。

　　上市近半个世纪的 rHuEPO 极大地减少了血液输注率，节约了社会医疗资源，同时给成千上万的贫血患者带来了高质量的生活，成为贫血患者不可或缺的好帮手。

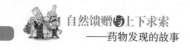

EPO 与诺贝尔奖的缘分

EPO 与 2019 年诺贝尔生理学或医学奖之间有着千丝万缕的联系。

EPO 是人体感受并响应低氧最典型的案例，所以塞门萨和拉特克利夫这两位诺贝尔奖得主不约而同选择以 EPO 入手研究细胞对低氧的感知与适应机制，第一步就是寻找 EPO 基因能够响应氧气变化的元件。塞门萨在编码 EPO 蛋白的基因序列下游 3'端找到一段 256 个碱基关键的非编码序列，命名为低氧应答元件（hypoxia response element）。

随后拉特克利夫课题组发现，这一低氧应答元件并不只存在于负责生成 EPO 的肾脏或者肝脏细胞中，在其他更多的细胞类型中，都能在低氧条件下发挥作用。换句话说，这种对低氧的响应可能并不是 EPO 所专有的，而是细胞中更广泛存在的一种现象。

低氧应答元件的发现，也为找到这类转录因子提供了工具。塞门萨课题组的王广良博士用 EPO 基因的低氧应答元件作饵，在几百升细胞裂解液中钓到了低氧诱导因子 1（hypoxia inducible factor 1，HIF-1）。最终 HIF-1 被证实正是响应低氧上调 EPO 基因的转录因子，但它并不仅仅只负责调控 EPO 基因的表达，它还影响了下游至少几百个基因，广泛地参与包括肿瘤生成在内的生物学进程。

凯林课题组长期研究一种遗传综合征——冯·希佩尔·林道氏病（VHL）。VHL 基因编码蛋白的结合高度依赖氧气，通过这一线索，凯林和他的团队发现了氧气感应机制及其工作原理，进一步发现 HIF-2α 的抑制是抑制肾脏肿瘤的充分必要条件。

以上起源于 EPO 的研究助力 3 位教授于 2019 年获得了诺贝尔

生理学或医学奖。

血液兴奋剂?

体育界有句名言"你的红细胞越多,你快速奔跑的距离就越长"。于是,某些体育竞技者开始动起了 EPO 的歪脑筋。如果用 EPO 刺激运动员体内产生更多的红细胞,就有可能提高运动员获取氧气和产生能量分子的能力,也就能够提高运动员在自行车、长跑、越野滑雪等耐力项目中的成绩。1980 年《应用生理学》一篇论文表示,血液兴奋剂(EPO、人工氧载体和血液回输等)可以使人体耐力增加 34%。若运动员使用 EPO,他们在跑步机上跑 8 千米的时间将比之前缩短 44 秒。

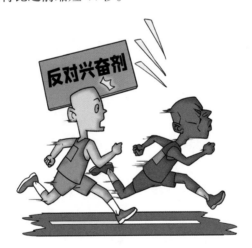

1992 年,在巴塞罗那奥运会上,国际奥林匹克委员会就把 EPO 列入了违禁药物名单,但是,重组 EPO 检测非常困难,在 2000 年之前,甚至没有方法能有效地检测出运动员是否使用。2000 年开始,世界反兴奋剂机构把尿检作为直接检测重组 EPO 唯一科学的验证方法。由于人工重组 EPO 与人体内源 EPO 糖基化形式的些微

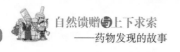

差别，两种分子的带电性质有非常小的不同，能用一种名为"等电聚焦"的电泳方法区分开，这是直接法检测人工重组 EPO 的主要策略。但是，某些人来源于细胞表达的重组 EPO 就没有糖基化差别，所以也有专家建议用碳同位素含量的不同，区分外源 EPO 和内源 EPO。

EPO 的使用忠告

尽管基因重组 EPO 用于治疗贫血已近半个世纪，但临床使用上仍有许多注意事项，才能确保药物更好地发挥药效，降低副作用，造福患者。

使用方法：临床上使用的 EPO 为无色澄明的注射液，应在医生的指导下使用，可皮下注射或静脉注射，每周分 2～3 次给药。给药剂量需依据患者的贫血程度、年龄及其他的相关因素调整。需注意的是，使用时药液不可用其他溶剂稀释或与其他药物混合后给药，否则会影响 EPO 的活性。

安全性：EPO 耐受性良好，不良反应较轻微。少数患者用药初期可出现头痛、低热、乏力等，个别患者可出现肌痛、关节痛、皮疹、恶心、呕吐、食欲不振、腹泻等，绝大多数不良反应经过对症处理后可以好转，不影响继续用药，极个别病例上述症状持续存在，应考虑停药。极少数患者出现血压升高，因此治疗期间应定期观察血压变化，必要时应减量或停药，并调整降压药物的使用。随着红细胞比容增高，血液黏度可明显增高，因此应注意防止血栓形成。

用药监护：用药期间应定期检查红细胞比容（用药初期每周 1 次，维持期每 2 周 1 次）。此外，有时会引起血清钾轻度升高，应适当调整饮食，若发生血钾升高，应遵医嘱调整剂量。同时，治疗期间因出现有效造血，铁需求量增加，应每日补充铁剂。

　　储存：由于 EPO 为生物技术药物，其升血活性与药物的结构稳定密切相关。因此，EPO 一般需贮藏于 2～8℃条件下，勿冻，勿热，勿振摇，有效期一般为 24 个月。

伟大的人类身高工程
——生长激素发展史

他来自潘帕斯草原的一个工人阶级家庭，热爱足球，技术精湛，但在同龄人中显得矮小，10 岁时因生长激素缺乏，不得不长期注射药物，才能避免因身高缺陷而中断足球生涯。我们很难将这个男孩的故事和未来巨星相联系，但这就是 7 次金球奖获得者、世界著名球星梅西的故事，而这个药物就是生长激素。

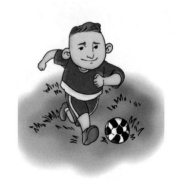

生长激素（growth hormone，GH）是由垂体分泌的激素，与受体结合后刺激软骨细胞及成骨细胞分化与增殖，也可使骨钙素水平升高，引起长骨纵向增长，是促进人体生长发育和调节代谢的关键蛋白质。

合成技术的推陈创新

1956 年，生理学家莫里斯·拉本（Maurice Raben）从脑垂体中分离出了人类生长激素，给全世界被生长激素缺乏所困扰的孩子和家庭们带来了福音，但当时面临的是生长激素极难获取的问题，因为在那个年代，只能从人类尸体的脑垂体中提取非常少量的生长激素，远远不能满足临床的需求，并且伴有感染克雅氏病的风险。华裔科学家李卓皓教授躬身生长激素研究 30 余年，终于在 1970 年人工合成了生长激素，这是当时世界上人工合成的最大的蛋白质，含有 256 个氨基酸。随着基因工程时代的来临，含有 192 个氨基酸的基因重组人生长激素于 1981 年问世，但最终因为与人垂体源生长激素氨基酸序列并不完全一致，且抗体发生率较高、安全性较差等原因，黯然退出历史舞台。

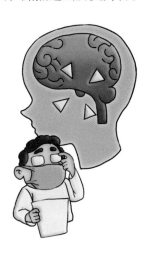

生长激素发展的时间节点迈入蛋白分泌技术时期，由于此技术的创新，使得人类成功表达了与人垂体源生长激素氨基酸序列完全一致的基因重组人生长激素。1987 年，含有 191 个氨基酸的基因重组人生长激素经美国食品药品监督管理局批准上市。1998 年，国产 191 个氨基酸的基因重组人生长激素也成功上市。这类生长激素药物与人垂体源生长激素氨基酸序列完全一致，抗体发生率明显降低且活性更高。

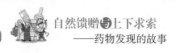

生产工艺的不断飞跃

目前临床使用的生长激素包括冻干粉剂、水剂和长效制剂 3 种。从粉剂到水剂的发展，其实经历了近 10 年的发展，生产冻干粉剂的过程中，冷冻干燥环节对蛋白质存在一定影响，而水剂则可以保持蛋白质的天然结构。水剂的生产依靠于蛋白水相稳定技术的发展，这一技术解决了生长激素在溶液中空间结构不稳定、易脱氨、易氧化、易聚合的难题，最终上市的生长激素水剂保持了蛋白质的天然空间构象，产品活性更高，抗体零检出，临床安全性更高，风险也更小。另外，对于生长激素缺乏症的孩子和家庭来说，水剂的使用更便利，不需要再溶解，也避免注射过程的二次污染。不单单是生长激素，其他生物制剂也纷纷往水针剂这一方向发展，如胰岛素、促红细胞生成素、单克隆抗体等，这些都归功于生产工艺的不断进步。

生长激素水剂的发展虽解决了众多难题，但患有生长激素缺乏症的孩子依然要面临每天注射一次药物这一困境，对于美好的童年来说无疑是一个沉重负担，另外，也容易存在漏打的风险和不断抵触的情绪，会影响整体疗效。在 2005 年发表的一项长期随访研究表明，接近 1/4 的儿童患者每月至少会漏打 3

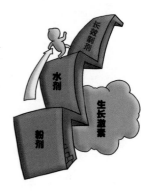

针。长效的生长激素成为全球研发热点及趋势，每周注射一次的长效剂型能大幅降低注射频率，也能提升依从性，确保更好疗效。近年来，全球生物制药产业的发展速度远远超过了传统制药业，我国在基因治疗和基因重组等技术领域与欧美发达国家的差距在不断缩小。值得自豪的是，在生长激素治疗领域我国已迈入世界先进行列。全球首支长效药物为我国自主研发，于 2014 年在国内上市，并获国际认可。长效生长激素在技术领域的突破创新，最终荣获国家科技进步奖。

至此，生长激素历经了五代更迭，从人垂体源生长激素、含192 氨基酸的基因重组人生长激素、含 191 氨基酸的基因重组人生长激素粉剂到水剂及长效剂型的发展，这一路坎坷与逐步完善的艰辛历程，都值得我们肃然起敬。前赴后继的科学家们为患有生长激素缺乏症的孩子们打开桎梏，带来喜悦。生长激素为著名球星梅西铺平了足球道路，它也为不计其数的缺乏生长激素的孩子铺平了成长之路，弥补身高上的缺陷，也给他们带来了平等人生。

生长激素的使用忠告

生长激素药物于 1985 年获批用于儿童生长激素缺乏症，从此拉开了该药物不断改良并且扩大临床应用范围的序幕。目前除主要用于因内源性生长激素缺乏引起的儿童生长缓慢之外，还可用于因 Noonan 综合征或 SHOX 基因缺陷所引起的儿童身材矮小等。

生长激素药物有"增高"作用，有效性和安全性已经得到广泛验证，但使用该药一定要严格遵医嘱，有明确适应证才可使用。该药物可能会出现甲状腺功能减退、血糖偏高、肝功能不良、外周水肿、局部注射部位不适及过敏等反应，在治疗过程中，也需要定期复查，并且监测孩子的生长速度和相关检验结果，不能把生长激素药物简单地理解为普通的"增高剂"。另外，也不能将孩子身高不及同龄人与生长激素缺乏症画等号，生长激素缺乏症的诊断需要依据孩子身高、生长速度、骨龄、生长激素激发试验结果等因素综合判断。

病毒克星
——干扰素

　　干扰素，作为治疗流感病毒的新希望，从意外发现到正式应用于临床经历了长达 30 年的漫长历程。干扰素是一种分泌性蛋白，具有广谱的抗病毒、抗肿瘤和免疫调节功能。目前，人体产生的已知的干扰素有 13 种，根据产生干扰素的细胞来源不同、理化性质和生物活性的差异，干扰素分为Ⅰ、Ⅱ、Ⅲ型干扰素，其中Ⅰ型干扰素以 IFN-α 与 IFN-β 为主；Ⅱ型干扰素即 IFN-γ，具有抗病毒、免疫调节及抗肿瘤特性；Ⅲ型干扰素为几种 IFN-λ，已知的分布与功能都比较有限。目前，干扰素在抗病毒和抗肿瘤的临床应用方面发挥了重要的作用，然而干扰素的发现历程却充满了偶然色彩。

干扰素的发现之旅

　　19 世纪 50 年代之前由于缺乏有效的抗病毒药物，病毒肆虐严重影响了人类的健康，仅 1918 年的一次全球暴发的流感就造成了4 000 万人的死亡。由于流感病毒容易变种，尽管科学家们不遗余力做了很多尝试，流感病毒的治疗一直没有取得很好的突破。英国的病毒学家艾力克·伊萨克斯（Alick Isaacs）一直在从事病毒相关的基础研究。1957 年，伊萨克斯在研究流感病毒时发现，在鸡胚中注射灭活流感病毒后，鸡胚细胞中生成了一种物质，可以反过来"干扰"（interfere）流感病毒的生长，于是他将其称为干扰素（interferon）。虽然伊萨克斯成功发现了干扰素的作用，但是如何将干扰素成功提纯并用于病毒的治疗仍然是当代医学面临的巨大挑战。随后，伊萨克斯又专注于干扰素的提纯和活化，并研究干扰素的生化、物理特性等，这些研究成果为干扰素从基础研究到临床应用发挥了重要的作用。

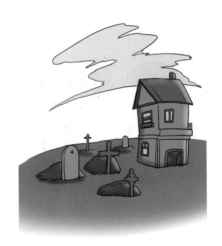

揭开干扰素抗病毒机制的神秘面纱

　　继伊萨克斯发现干扰素之后，人们对干扰素抗病毒作用机制的探索又经历了一个漫长的过程。1958 年，美国的罗伯特·弗里德曼（Robert M.Friedman）对干扰素的作用机制产生了浓厚的兴趣，于是他前往英国伦敦与伊萨克斯共同研究干扰素。弗里德曼在伊萨克斯的实验室待了近 2 年的时间，他发现干扰素在动物体内产生于病毒感染的部位，并通过实验验证了干扰素在动物抵抗病毒

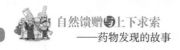
感染中发挥关键作用。1966—1971 年，弗里德曼又发现干扰素是抑制了病毒相关蛋白的合成而达到抗病毒的作用，于是干扰素抗病毒作用的神秘面纱才被逐渐揭开。除了弗里德曼，很多科学家在研究干扰素的作用机制及推动临床转化方面做出了巨大贡献，其中的一位科学家就是美国的塞缪尔·巴伦（Samuel Baron）博士。1960 年，一个偶然的机会，巴伦博士的研究兴趣转到了干扰素和人体免疫系统的研究。他与伊萨克斯合作证实了干扰素在机体免疫系统中对抗病毒感染起着非常重要的作用，也正是他们的研究为干扰素在临床的应用提供了更多的证据，并为干扰素抗病毒的双重作用机制奠定了基础。

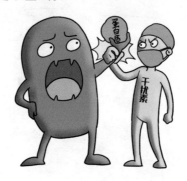

干扰素的工业化制备和临床应用

干扰素的抗病毒作用让当时的科学家们激动不已。但干扰素的工业化生产到真正广泛应用于患者又经历了漫长而艰辛的过程。由于技术有限，早期从人体白细胞提取的干扰素产量低、杂质多，疗效非常有限。1975 年，美国重组 DNA 技术得以攻破，该技术为干扰素的工业化生产带来了转机。美国科学家西德尼·佩斯特卡（Sidney Pestka）意识到可以利用重组 DNA 的技术用于干扰素的生物合成，于是罗氏研究院主席对佩斯特卡的研究给予了大力的经费和人力支持。1978 年，佩斯特卡不负众望成功完成了干扰素的合成与提纯。1986 年，FDA 批准基因重组技术正式应用于干扰素的工业化生产。

虽然干扰素成功在美国获批上市用于抗病毒的治疗，但是其高昂的价格让中国人民望而却步。在中国，伟大的病毒学家侯云德教授在干扰素的合成工艺方面做出了卓越的贡献。1977 年，侯云德教授建立了抗病毒治疗研究室，专心投入干扰素制备的研究。侯云德设想：如果用人的全血来制备干扰素会大大降低操作难度及血液浪费的情况。1978 年，侯云德团队成功利用脐带血白细胞产生了干扰素，其滴度远高于成人血白细胞。后来，他的团队继续改进干扰素的生产方法，大幅提升了干扰素的提纯效率。然而，由于这种技术对脐带血的需求量很大，面对全国各地的大量需求，这种方法仍不能满足现状。1981 年，侯云德教授前往加拿大卡尔加里大学进修学习 DNA 重组技术，学成回国后，他致力于利用基因工程的技术合成干扰素，经过无数次的尝试与探索，屡败屡战后，建立起了我国独立知识产权的 10 多项与 DNA 重组有关的技术，并成功用于干扰素的合成。随后的 10 多年里，侯云德教授带领团队又在干扰素的基因工程科研上取得了许多新成就，成功研制出具有高活性的干扰素，如 α1b、α2a、α2b、γ 等亚型的基因工程干扰素，重组人白细胞介素 –2 等。为了让这些生物工程药物价格平民化，侯云德积极推进基因工程新药的产 – 学 – 研结合。侯云德团队研制的 8 种基因工程药物已转让给多家国内生物企业，大幅降低了相关药品价格，使上千万患者得到救治。2003 年，"非典"席卷全国，侯云德教授带领团队临危受命，成功研制出了第一个防治"非典"的药物——α2b 干扰素，后来 ω 干扰素也通过了临床试验，被批准可以用于抗击"非典"。这些装在小瓶子里的喷雾剂，

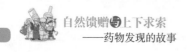

大大降低了奋战在传染病防治一线的医务人员的感染率。

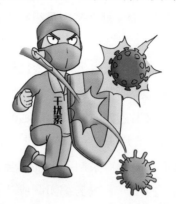

干扰素的使用忠告

干扰素的疗程与患者依从性：临床使用干扰素分为普通干扰素和长效干扰素，长效干扰素包括重组干扰素和聚乙二醇干扰素。长效干扰素一般给药间隔会延长，根据不同的疾病类型，干扰素的给药剂量、给药间隔、给药疗程不同。

因此，患者应正确区别不同厂家、不同类型的干扰素，遵医嘱，根据病情选择合适的疗程，不可擅自改变剂量或者中途停药等。否则会导致病情反复，影响患者的生活质量。

干扰素的安全性：大多数患者初次使用干扰素治疗时，会出现流感样症状，如发热、寒战、头痛、肌痛等，一般无须特殊处理，可自行消退。有部分患者症状较严重，应及时跟医生或药师沟通后对症处理，切不可因无法耐受不良反应而擅自停药。

使用干扰素定期监测指标：在使用干扰素治疗期间，必须定期监测血常规、血生化指标（包括谷丙转氨酶、谷草转氨酶等）、病毒学标志（如乙肝表面抗原、e抗原、抗e抗原抗体和乙肝病毒DNA等）、甲状腺功能和尿常规等指标。一般在干扰素开始治疗的第 1 个月内，应每 1 ～ 2 周检查 1 次血常规，以后每个月检查 1 次，直至治疗结束；血生化检查开始时每个月 1 次，连续 3 次，以后随病情改善可每 3 个月 1 次；病毒学标志检测治疗开始时每 3 个月检测 1 次；同时还应每 3 个月检测 1 次甲状腺功能、血糖和尿常规等指标。

　　干扰素的贮存条件：干扰素必须贮存在 2 ～ 8℃条件下，不可冷冻保存。注意远离儿童放置。干扰素不能受热或冷冻，受热或冷冻后的干扰素不建议使用。建议配制后的待用溶液在 2 ～ 8℃条件下、24 小时内必须使用，未用完的溶液必须丢弃。发现溶液变色时不要使用，超过有效期后请不要使用。

首个全人源单克隆抗体
——阿达木单抗

　　阿达木单抗（Adalimumab）是全球首个被批准的肿瘤坏死因子α（TNF-α）全人源单克隆抗体（简称单抗）药（生物制剂），阿达木单抗可通过减轻炎症反应并减少破骨细胞激活，达到控制并缓解症状的目的。在中国批准的适应证有类风湿关节炎、强直性脊柱炎、银屑病、克罗恩病等8个。阿达木单抗是如何被发现的呢？

单克隆抗体药物的发现

　　1975年，英国剑桥大学学者乔治斯·克勒（Georges J.F.Kohler）和色萨·米尔斯坦（César Milstein）首先建立了杂交瘤技术，使大量制备均一的鼠源性单抗成为可能。该技术通过体外持续培养骨髓瘤细胞，融合可分泌抗体的B淋巴细胞，经筛选及克隆化得到大量单克隆细胞株。这一技术也为治疗性单克隆抗体的发展奠定了基础。为此，米尔斯坦和克勒被授予1984年诺贝尔生理学或医学奖。1986年，第一个单抗药物Muromonab-CD3（OKT3）经美国FDA批准上市，而这个抗移植后免疫排斥反应的鼠源单克隆抗体容易被人的免疫系统识别，会引起严重的抗体反应。

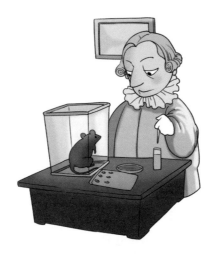

　　一般来说，人体会随机产生各种抗体来防御外来的病原。但是这种随机产生的抗体也会把自身抗原当作攻击对象，在具有成熟的功能之前就会被我们的免疫系统消除掉，所以人体一般产生不了抗人抗原的抗体。因此，早期的治疗用抗体往往是在鼠体内产生的，但因蛋白来源的属种差异，这种鼠源抗体在人体内存在的时间较短，疗效会受到影响，且有一定的过敏风险。后来，虽然可以通过鼠源与人源的抗体部分组合而减少鼠源成分的比例，但是鼠源蛋白的影响并不能完全消除。人源化单抗和全人源单抗可克服人抗鼠抗体反应，避免单抗分子被免疫系统当作异源蛋白而被快速清除，提高单抗分子的生物学活性。因此，对于人源化或全人源单抗的技术探索始终未停止。

噬菌体展示技术

　　随着 DNA 技术和噬菌体展示技术的发展，使全人源单抗的产生成为可能。"全人源"是指与人体自身产生的抗体免疫球蛋白 IgG 没有什么差别，其可变区和恒定区都是人源的，可在人源化单

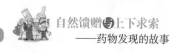

抗的基础上进一步去除免疫原性和毒副作用。人源化和全人源单抗药物都具有高亲和力、高特异性及毒副作用小的特点，已成为治疗性抗体药物发展的必然趋势。

1985年，乔治·史密斯（George P.Smith）首先应用了丝状噬菌体展示技术，并提出了分子库的概念。史密斯首次将编码多肽序列的外源DNA片段插入丝状噬菌体f1的基因Ⅲ中，产生融合蛋白，从而在噬菌体表面展示外源多肽。

1988年，史密斯又将合成的随机序列的寡核苷酸片段克隆到丝状噬菌体上，表达后的每个噬菌体粒子表面展示一种肽段，所有这些展示不同肽段的噬菌体构成了噬菌体展示肽库。由于噬菌体表达肽与编码基因直接相关，扩增和克隆后很容易得到DNA序列，因而建立了噬菌体表面展示的随机肽库。利用与靶标分子的特异性亲和力筛选噬菌体结合物。随着病毒感染宿主细菌的繁殖扩增，模拟自然进化的淘筛过程，就可以快速发现与靶标特异性结合富集的多肽序列，从而正式开创了噬菌体展示技术。

首个噬菌体展示技术杰作

1990年，格雷戈里·温特尔（Gregory P.Winter）通过构建噬菌体展示抗体库，在试管内实现了抗体药物的研究。1993年，英国剑桥抗体技术（Cambridge Antibody Technology）与美国巴斯夫生物研究公司（BASF Bioresearch Corporation）的联合研究中心通过噬菌体展示技术，发现了TNF单克隆抗体的潜在临床价值。他们通过不断进行"突变引入"及"自然淘筛"的过程，最终开发了第一个全人源的抗TNF-α单克隆抗体药物，即阿达木单抗，并于2002年在美国上市。在这之前，面对类风湿关节炎，人类都应对乏力，而阿达木单抗不仅能够有效拮抗人类的TNF-α，还能极大程度减少免疫排斥反应，成了类风湿关节炎的有效狙击手。阿达木单抗的研发成功标志着噬菌体展示技术落实到了医药研发领域，也预示着单抗药物的发展即将迎来高峰期。2018 年，史密斯及发明阿达木单抗的温特尔因为在噬菌体展示技术领域的杰出成就获得了诺贝尔化学奖。

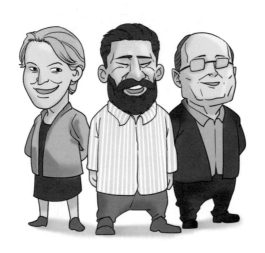

目前，阿达木单抗已在 90 多个国家上市，已获批适应证包括类风湿关节炎、强直性脊柱炎、银屑病、幼年特发性关节炎、克罗恩病等。因为其优秀的研发和生产工艺，阿达木单抗可谓"明星药"，在 2007 年获得了有"制药界诺贝尔奖"之称的盖伦奖——最佳生物技术产品奖。自 2012 年之后，阿达木单抗一直蝉联全球处方药销售榜单冠军，被称为"药王"。

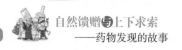

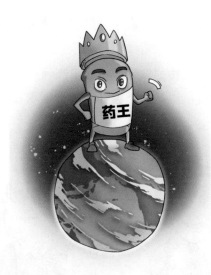

近几年，随着生物工程技术的进步与发展，单抗药物研发越来越成为关注点。受益于我国药品审评审批制度改革，我国的抗体药物产业也有了迅速的发展，目前，我国已批准包括生物类似药和创新型抗体药物在内的 31 种国产抗体药物上市，极大地改善了抗体药物依赖进口的局面。2019 年 11 月，百奥泰研制的阿达木单抗注射液经国家食品药品监督管理总局（现为国家市场监督管理总局）批准上市，成为国内首个获批的国产阿达木单抗生物类似药。2019 年 12 月，海正药业阿达木单抗在中国获批上市。2020年 9 月，信达生物阿达木单抗在中国获批上市。2020 年 12 月，复宏汉霖的阿达木单抗在中国境内（不包括港澳台地区）获批上市。2022 年 1 月，正大天晴的阿达木单抗生物类似药在中国获批上市。至此，我国已获批上市 5 款国产阿达木单抗生物类似药。

阿达木单抗的使用忠告

阿达木单抗上市以来，因其极佳的疗效，给上百万患者带来福音，但在临床应用过程中，仍会发生一些不良反应，最严重的不良反应为重度感染、神经功能影响及淋巴系统的某些恶性肿瘤，最常见的不良反应是注射部位反应和感染。无论是慢性活动性或局灶活动性感染，在感染未得到控制之前均不能开始本品治疗。而大多数注射部位反应轻微，无须停药。

在结核患者中的应用：作为一个结核病高负担国家，阿达木单抗在中国尤其值得注意的是结核病感染问题。中国人群存在潜伏性结核病的概率较高，因此在使用抗 TNF 生物制剂之前都应该对潜在的结核病风险进行评估和筛查，一旦确认有潜伏性结核病，或是经专科医生评估后认为风险较高的患者，都应该接受一段时期的抗结核病治疗后再使用生物制剂。对于活动性结核病的患者，在结核病被完全控制之前不可以使用生物制剂。

在肿瘤患者中的应用：TNF 又被称为肿瘤坏死因子，它在人体自身免疫系统对抗肿瘤中也存在重要作用。因此，在使用抗 TNF 生物制剂时还应考虑恶性肿瘤的发生。尽管这是一个相对小概率的事件，但是对肿瘤或具有肿瘤家族史的患者要格外小心。

GLP-1 的发现故事
——从艾塞那肽说起

　　随着糖尿病病理生理机制研究的不断深入和治疗药物研发的快速进步，新型降糖药物不断涌现。在众多更新迭代的药品中，胰高血糖素样肽 1（glucagon likepe ptide-1，GLP-1）受体激动剂类药物绝对算得上是其中最闪耀的药物之一。相比传统降糖药，GLP-1 受体激动剂在有效控制血糖的同时，不仅不会带来低血糖和体重增加的风险，相反能减轻体重且具有心血管保护作用。因此，GLP-1 受体激动剂在临床上的应用日益广泛。如此受欢迎的"明星降糖药"是如何被发现的呢？故事还得从艾塞那肽的发现开始说起。

"肠促胰素"掀起研究热潮

　　早在 1932 年，拉巴尔（J.LaBarre）首次提出"肠促胰素"这一概念，用于描述一种可降低血糖但不会引起胰腺外分泌的肠道上段黏膜提取物。1964—1967 年，埃尔里克（H.Elrick）和奈尔·麦金太尔（Neil McIntyre）等人研究发现，与静脉

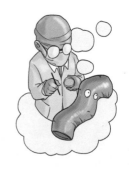

注射葡萄糖相比，口服葡萄糖可引起更多的胰岛素分泌，这种效应被称为"肠促胰素效应"。迈克尔·珀利（Michael J.Perley）等人进一步研究证实，这种"肠促胰素效应"所产生的胰岛素占进食后胰岛素总量的 60% 左右。1971 年，约翰·布朗（John C.Brown）等从小肠黏膜中分离出第一种肠促胰素——葡萄糖依赖性促胰岛素分泌多肽（Glucose-dependent Insulinotropic Polypeptide，GIP）。1985 年，沃尔夫冈·施密特（Wolfgang E.Schmidt）等从肠黏膜中分离提取出第二种肠促胰素——胰高血糖素样肽 -1（GLP-1）。GIP 和 GLP-1 等新型肽激素的发现，在全世界掀起了一股研究热潮。正是在这一时代背景下，美国一位名叫约翰·恩（John Eng）的内分泌学家与艾塞那肽的故事徐徐展开，为全世界的糖尿病患者带来了福音。

毒液中的神奇发现

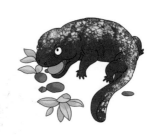

　　约翰·恩博士当时是纽约所罗门·波尔森研究实验室的一名工作人员，该实验室的负责人是 1977 年的诺贝尔生理学或医学奖得主罗莎琳·萨斯曼·耶洛（Rosalyn SussmanYalow）——美国历史上第二位女性诺贝尔奖得主，她十分痴迷于在不同动物体内寻找新的激素。在她手下工作的研究人员，当时正进行着一场大规模的筛选动物多肽的实验探索。1992 年，幸运的约翰·恩博士在吉拉毒蜥的毒液中有了神奇的发现，他采用化学标记法找到了一种新激素，并将其命名为Exendin-4（现在被称为艾塞那肽）。吉拉毒蜥是生活在美国西南部和墨西哥北部沙漠地带中的一种动物，其貌不扬，而且还被认为

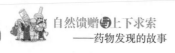

是美国本土最毒的蜥蜴。艾塞那肽被发现之前，吉拉毒蜥绝对会是被人类定义为不受欢迎的物种。然而，食量惊人的吉拉毒蜥（一次可以吃下约为自身体重一半的大餐），也许正是凭借 Exendin-4 而避免受到"糖尿病"的困扰，实现了几乎所有人期望的"吃不胖"的梦想。

约翰·恩发现 Exendin-4 的结构与人体内的 GLP-1 相似，并在多种模型中验证了 Exendin-4 能够刺激胰岛素的分泌，从而发挥调节血糖的作用。出于糖尿病医生的职业敏感性，他对该多肽化合物展开了深入研究，惊喜地发现，Exendin-4 的降解速度比 GLP-1 慢得多。这真是个令人振奋的发现，因为天然的 GLP-1 有个很大的局限：它在体内的半衰期特别短，分泌 2～3 分钟后就会被二肽基肽酶（DPP4）降解，即使外源性给予 GLP-1，也同样很快会被 DPP4 降解，这就限制了 GLP-1 直接用于糖尿病的治疗。而吉拉毒蜥体内的这种激素可以在 12 小时甚至更长的时间里发挥作用。如此神奇的发现，从吉拉毒蜥的毒液中提取出的 Exendin-4 是否有希望成为糖尿病治疗的新选择呢？

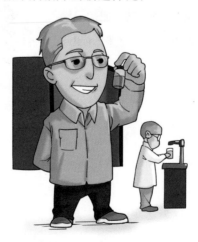

新药上市——巨大价值得以实现

约翰·恩博士深信自己的发现有巨大价值，于是花费了对一个普通研究员来说不菲的费用（8000 美元）申请 Exendin-4 专利，并在 1995 年获得专利授权。接下来约翰·恩博士要考虑的，就是如何实现专利转化，毕竟他自己没法把 Exendin-4 变成真正的药物。1996 年 6 月，约翰·恩博士决定在旧金山召开的美国糖尿病协会年会上公开自己的研究成果，可惜当时还是小人物的他连发言机会都没有，只能通过大厅海报的形式分享自己的发现：Exendin-4 在糖尿病小鼠中的"长效"作用。

阿米林制药（Amylin Pharmaceuticals）慧眼识珠，抓住了这个机会，获得了 Exendin-4 的专利许可，并将其进一步开发成 2 型糖尿病的新型治疗药物。研究发现，Exendin-4 的降糖作用是多种作用机制共同作用的结果，除了仅在需要时提高机体产生胰岛素的能力，它还抑制了血糖升高激素（胰高血糖素）的释放，延迟了胃排空并减少了食物摄入。阿米林制药于 1998 年完成了第一阶段临床试验，并于 1999 年向 FDA 提交了新药研究申请。值得一提的是，阿米林制药虽然获得了 Exendin-4 的开发权利，但在 2002 年的时候发生了财务危机，礼来公司（Eli Lillyand Company）花费 3.25 亿美元获得了与阿米林制药共同开发推广该药物的权利。最终，2005 年 4 月艾塞那肽被 FDA 批准上市，用于服用口服降糖药后血糖仍控制不佳的 2 型糖尿病患者。

长效制剂续新章

然而，科学的探索永无止境。即便艾塞那肽已经成功上市并造福了千千万万的糖尿病患者，但由于需要每日 2 次注射给药，患者

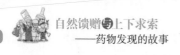
的依从性不高，导致整体的血糖控制达标率不够。通过继续研发和改进，在艾塞那肽获得 FDA 批准后的第 7 年，基于 Exendin-4 的周制剂问世。该制剂使用阿尔凯默斯公司（Alkermes Public Limited Company）开发的长效药物技术，制备出艾塞那肽药物控释系统，每周只需要注射 1 次就能提供持续的血糖控制，极大地提高了糖尿病患者的依从性。正可谓"百尺竿头进一步，长效制剂续新章"。

艾塞那肽的发现和成功上市，掀开了 GLP-1 激动剂的研究热潮。后来，得益于基因改造技术的不断成熟，在人 GLP-1 序列或蜥蜴来源的 Exendin-4 的基础上进行改造，又有了人 GLP-1 类似物，包括度拉糖肽、利拉鲁肽等新型长效制剂。

科学的道路是曲折的。艾塞那肽的发现之旅也足以证明，每一个神奇的药物背后都是伟大科学家的付出与坚持。可以说，艾塞那肽的发现不仅改变了吉拉毒蜥的命运——从一个原本不受欢迎的剧毒物种，摇身一变成了人类喜欢的"小甜甜"，更是开创了糖尿病治疗的一个新纪元。

艾塞那肽的使用忠告

艾塞那肽的适应证：用于改善 2 型糖尿病患者的血糖控制，适用于单用二甲双胍、磺酰脲类，以及二甲双胍合用磺酰脲类，血糖仍控制不佳的患者，尤其适用于肥胖患者的降糖和减重。

艾塞那肽的用法用量：起始剂量为每次 5 微克，每日 2 次，在早餐和晚餐前 60 分钟内（或每天的 2 顿主餐前；给药间隔大约 6 小时或更长）皮下注射。不应在餐后注射本品。根据临床效果，在治疗 1 个月后剂量可增加至每次 10 微克，每日 2 次。每次给药应在大腿、腹部或上臂皮下注射。注射笔从第 1 次设定后最多可用30天。第一次使用至30天后，即使注射笔内尚余药液，也应丢弃。使用剂量应遵医嘱执行。

艾塞那肽的储存：使用前，应避光于 2～8℃冷藏保存。开始使用后，在不高于25℃的室温条件下，可保存30天。注意不得冷冻，冷冻后不可使用。药品应为无色澄明的液体，当溶液出现颗粒、混浊或变色时则不能使用。

全球首个 PD-1 单克隆抗体
——帕博利珠单抗诞生记

人们常见的肿瘤治疗方法包括手术切除、放射疗法（简称放疗）和化学疗法（简称化疗），但是这些治疗常导致肿瘤的复发和转移，不能有效根除肿瘤。免疫治疗是借助人体的免疫系统攻击外来入侵的物质，比如常见的病毒、细菌等。近几年，科学家们大胆尝试利用人体的免疫系统攻击体内的肿瘤组织，并在临床取得了良好的治疗效果。那免疫系统是如何攻击杀灭体内的肿瘤呢？在人体免疫系统中，T 细胞在肿瘤的识别和杀灭中起关键作用。T 细胞表面存在 PD-1 蛋白，就像"侦察兵"去识别人体内的肿瘤细胞，而"聪明"的肿瘤细胞为了躲避免疫细胞的"识别和诛杀"，会在细胞表面表达 PD-L1 蛋白，与 T 细胞表面的"侦察兵"PD-1 蛋白结合而"蒙蔽"T 细胞的识别。于是，科学家就仿造 PD-1 蛋白开发了 PD-1 单克隆抗体（简称 PD-1 单抗），与肿瘤细胞 PD-L1 蛋白结合，这样 T 细胞的 PD-1"重获自由"并重新"侦查"肿瘤细胞将其杀灭。目前，在我国上市的 PD-1 单抗有数十种，其中帕博利珠单抗是全球首个获批的 PD-1 单抗，接下来我们跟大家分享一下全球首个 PD-1 单抗诞生的故事。

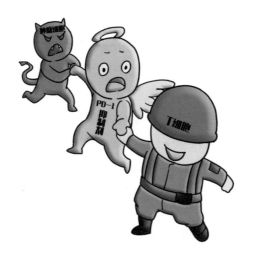

肿瘤免疫治疗的先驱

用免疫系统对抗疾病，至少有 300 年的历史。据记载，其最早发生在 1718 年的英国，用于天花病毒的治疗。当时的医疗匮乏，医生打破常规，从天花患者身上提取病毒痘的脓汁或者是将病毒痘疤磨成粉末，直接接触感染患者来治疗疾病，这样做能将天花高达 30% 的致死率降到 1% ～ 2%。由于当时对肿瘤的认识不够深入，利用免疫系统治疗肿瘤的例子微乎其微。直至 1890 年，美国纽约的威廉·科利（William Coley）医生遇到一个晚期癌症患者不幸又染上了由链球菌引起的"丹毒"，在抗生素尚未问世的年代，这位患者只能靠自身免疫系统与病菌战斗。然而神奇的是，这个患者竟然因祸得福，不仅靠自身的抵抗力克服了细菌感染，其脖子上的肉瘤也大幅度缩小了。最后，这个患者的肿瘤竟然自愈了！而且后期几年的观察发现患者并没有复发肿瘤。

那时，科利医生大胆猜想，患者的肿瘤自愈可能是因为细菌感染后激活了某种免疫反应去攻击癌细胞。如果真的是那样，为

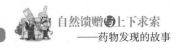

何不故意制造一些感染来激活免疫系统来治疗癌症呢？于是，他开创先河，首次利用链球菌脓肿提取液开发出了一种专治癌症的细菌疫苗，他将这种疫苗应用于病入膏肓的晚期癌症患者，成功地将很多患者的肿瘤缩小了。然而，他的做法遭到很多同行的质疑和反对：首先在那个年代感染链球菌是一种非常危险的事情（抗生素尚未问世），其次他无法清楚解释感染链球菌是如何治疗癌症的，最重要的是其他医生并不能成功复制出他的实验结果。遗憾的是，科利医生一直无法向医学界证明自己，最后郁郁而终。而癌症与免疫系统的第一次交锋，就这样草草收场。由于化疗和放疗的发展，癌症免疫治疗的想法被遗忘了近一个世纪。21世纪，免疫疗法在癌症治疗中的突破还是要归功于威廉·科利。因此，为了纪念这位伟大的肿瘤免疫治疗先驱，肿瘤免疫学的最高荣誉也被命名为"威廉·科利奖"。

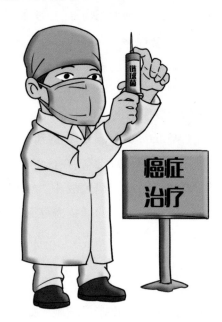

PD-1：一个幸运的发现

20世纪90年代，PD-1蛋白的幸运发现，对未来的癌症免疫治疗带来了深远的影响。1992年日本科学家本庶佑（Tasuku Honjo）意外发现了可能参与程序性细胞死亡的基因，其中的第一个基因被命名为PD-1（programmed cell death protein 1）。不过科学家并没有将PD-1与免疫系统联系到一起。直至1999年，本庶佑教授的课题组发现PD-1基因敲除的小鼠，有一半出现了红斑狼疮般的症状，这是一种严重的自身免疫疾病。据此推断，PD-1在小鼠体内起到了抑制免疫系统的作用。这一发现引起了学术界对PD-1的广泛关注。于是，很多研究人员投入到PD-1在免疫系统的作用研究。其中在一篇学术论文中指出，在一些肿瘤细胞系中，PD-1通路与癌症有密切相关性。后来，美籍华人陈列平教授的团队用无可辩驳的证据，表明PD-L1对肿瘤的生存有至关重要的作用。2002年，他们又发现，黑色素瘤与肺癌等肿瘤组织上表达有PD-L1，且能够促进杀灭肿瘤的免疫细胞的凋亡，让它们无法对癌细胞展开攻击。

PD-1单抗："一波三折"的临床应用

PD-1、PD-L1在肿瘤免疫治疗中的作用吸引了大量药企的关注。然而，PD-1抑制剂的研发最早源于PD-1激动剂研发过程中的偶然发现。2003年Organon公司试图开发PD-1激动剂用于治疗免疫相关性疾病，但是直到2005年他们也没有找到PD-1激动剂，而是意外研发了一系列的PD-1抑制剂。Organon公司很快调整了研发战略，将这些PD-1抑制剂用于癌症免疫治疗的研究，并准备申请临床试验。与此同时，由Medarex公司研发的全球首个PD-1

药物帕博利珠单抗的临床 I 期试验获得 FDA 批准。但令人失望的是，与传统药物相比，帕博利珠单抗的治疗效果没有明显的优势。直到 2010 年，随着帕博利珠单抗临床试验的后续跟踪，帕博利珠单抗的临床治疗效果才正式显现出来，比传统化疗药物疗效更好、副作用更低。2014 年帕博利珠单抗成功在美国 FDA 获批用于晚期恶性黑色素瘤的二线治疗。帕博利珠单抗随后用于更多癌症患者的临床研究并获得可喜的治疗效果，截至 2021 年，该药共获批 30 个适应证，用于各种肿瘤患者的治疗。全球医药公司纷纷意识到 PD-1/PD-L1 单抗的广阔前景并着手研发。随后陆陆续续有 10 多个 PD-1/PD-L1 单抗相继问世，用于各种肿瘤的治疗，为肿瘤患者带来了新希望。

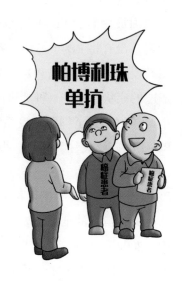

帕博利珠单抗的使用忠告

安全性及不良反应处理：①使用帕博利珠单抗出现不良反应的时间具有延迟性，有些患者在用药后 1～2 周出现，有的患者可能 1～2 个月才出现，因此患者可能在家里出现该药物引起的不良反应，一旦发现，应及时就医。②帕博利珠单抗常见的不良反应有疲劳（21%）、瘙痒（16%）、皮疹（13%）、腹泻（12%）和恶心（10%）。大部分不良反应比较轻微，对症处理即可，若出现无法耐受的不良反应，可及时就医，在医生指导下停药，并给予糖皮质激素处理，大部分不良反应在使用糖皮质激素后症状可迅速缓解。③对生殖的影响。育龄妇女在最后一次帕博利珠单抗给药后至少 4 个月内应采取有效避孕措施；暂无孕妇使用帕博利珠单抗的相关信息，但是妊娠期用药有潜在的风险，包括流产或死胎的比例增加；暂无该药在人乳汁分泌的数据，患者应权衡利弊后决定是否停止哺乳。

用自己的细胞治疗癌症
——成功出圈的 CAR-T 疗法

2021 年 CAR-T 疗法凭借 100 多万元一针的高昂价格及能够让癌细胞清零的神奇功效成功出圈,引发广泛关注。CAR-T 疗法从发现到临床应用不过短短几十年,它真的有这么神奇吗?

CAR-T 疗法(chimeric antigen receptor T-cell immunotherapy)全称为嵌合抗原受体 T 细胞免疫疗法,即从患者血液中提取 T 细胞,在体外通过基因工程,给 T 细胞安装"定位器"——CAR,

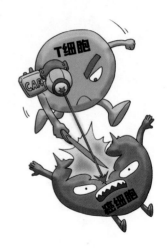

帮助 T 细胞精准定位肿瘤细胞;同时,再为 T 细胞安装"助攻"——一种激活信号,增大 T 细胞的杀伤力。简单来说,CAR-T 疗法就是让 T 细胞与肿瘤细胞形同陌路,经过人为改造,变成可以精准识别肿瘤细胞并对其实施打击的"超级杀手",实现用自己的细胞治疗癌症。

"癌症自愈魔法" 与 67 号患者

1968 年，还是美国外科住院医生的史蒂文·罗森伯格（Steven Rosenberg）接诊了一位急性胆囊炎的患者，准备为其做胆囊切除术，却惊奇地发现这位患者腹部有一道很长的手术瘢痕，于是翻阅病历发现，该患者 12 年前患有消化道癌且已转移至肝脏，当时的手术并不成功，医生建议该患者回家享受最后的时光，但是现在这位患者却奇迹般地恢复正常了。罗森伯格通过查看病理报告排除了误诊的可能，进而推测该患者是病情自我缓解痊愈了。癌症自愈的魔法让罗森伯格痴迷于癌症与免疫学，他放弃外科培训开始转攻免疫学，他怀疑这位患者的血液里有可以对抗癌症的某种因子。

20 世纪 70 年代，人们对通过激活自身免疫系统对抗肿瘤的了解十分有限，但是罗森伯格却一直对细胞免疫疗法的潜能深信不疑，他做了大量试验，甚至将猪淋巴细胞输入人体内。1976 年，有研究团队发现白介素 2（IL-2）可以刺激 T 细胞的增殖，这一发现对罗森伯格来说像一场及时雨，因为他正计划提取

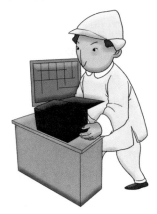

人的 T 细胞，体外增殖后回输到患者体内。罗森伯格在尝试了很多种方案、试验了 66 位患者后，终于在 1984 年往第 67 位患者体内回输了体外培养的 T 细胞，同时往患者体内输入 IL-2 后，这位黑色素瘤的 67 号患者被成功治愈且存活。

罗森伯格及 IL-2 疗法名噪一时，但是人们后来却发现这种疗法的缺陷很明显，它只对很少一部分黑色素瘤和肾癌患者有效果。

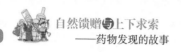

罗森伯格团队后来又着手从切除的肿瘤组织中提取 T 细胞（该类细胞被称为"肿瘤浸润淋巴细胞"，tumor infiltrating lymphocytes，TIL），并尝试用这种 TIL 去杀灭肿瘤细胞。1989 年，美国华裔医生帕特里克·胡（Patrick Hwu）加入罗森伯格团队，开始研究 TIL 法，但是最终发现由于 TIL 体外培养非常困难，加之在回输到患者体内后存活时间只有大约 3 周，所以 TIL 杀灭肿瘤细胞的效果仍然不佳。

尽管如此，罗森伯格及其团队的大量研究为后来 CAR–T 疗法的发展奠定了坚实的基础，是名副其实 CAR–T 疗法的先驱。

无心插柳造就第一代 CAR–T

我们知道，T 细胞是一种免疫细胞，可以杀死"坏细胞"，这种"坏细胞"的表面通常会包裹一个像手套一样的主要组织相容性复合性（MHC）分子。T 细胞不能直接识别出"坏细胞"，而需要识别出"MHC 手套"（也称为 MHC 限制性），才可以找出真正的"坏细胞"，进而杀死它。这也是我们的机体为了不伤及无辜进化出来的保护机制。

以色列科学家齐利格·伊萨哈（Zelig Eshhar）是一位专注于免疫学领域的研究狂魔，脑子里充斥的都是 T 细胞、T 细胞受体、抗体结构与功能等。伊萨哈整天思索着如何让 T 细胞绕开 MHC 直接识别出坏细胞，有一天他灵光一闪，既然抗体识别抗原的过程没有 MHC 的干扰，那么能不能把抗体识别抗原的特性加在 T 细胞身上来达到目的呢？伊萨哈及其团队最终证实了这个猜想，他们为 T 细胞安装了一个武器（即 CAR，嵌合抗原受体），使得 T 细胞具有了抗体的特异性，可以绕开 MHC 结合抗原。

后来单克隆抗体治疗癌症的研究越来越火热，而伊萨哈的这一技术理论上又可以克服 T 细胞识别肿瘤抗原的缺陷，但是该技术尚不能直接用于疾病的治疗。于是，伊萨哈开始与胡教授实验室合作改进该技术，他们先是找到一个合适的肿瘤相关抗原，然后给 T 细胞装上一个单链抗体（scFv），合成了"T 细胞 –scFv"（即第一代 CAR-T），肿瘤表面的抗原与 T 细胞表面的抗体"相见恨晚"，实现了 T 细胞识别肿瘤细胞的完美助攻。

伊萨哈对 MHC 限制性的研究，却意外造就了第一代 CAR-T 的诞生，极大促进了肿瘤领域的发展，可谓是无心插柳柳成荫。

CAR-T 更迭如雨后春笋

T 细胞在体内活化需要两个信号：①特异信号，如 TCR、CD3、CD4、CD8 等分子可协助识别抗原；②协同刺激信号（也称"共刺激信号受体"，如激活型 2/7 受体 CD28、CD137，抑制型受体 PD-1、CTLA-4），与相应配体结合，可以调控 T 细胞活性。

随着研究的发展，第一代 CAR-T 的缺陷也日益清晰，首先是肿瘤相关抗原（TAA）难以寻找；其次是缺乏共刺激信号结构，T 细胞活性持久性差，所以这种以单链抗体为基础的第一代 CAR-T 是失败的。宾夕法尼亚大学的卡尔·朱恩（Carl H.June）教授及其团队对第一代 CAR-T 进行了改进，他们先是找到一个在 B 细胞表面广泛存在的肿瘤抗原 CD19，然后在一代 CAR-T 结构"T 细胞 –scFv"的基础上，再连接一个"助攻"（即激活信号 CD137），合成了第二代 CAR-T（scFv–T 细胞 –CD137），"助攻"可以使 T 细胞对肿瘤细胞的攻击更持久。2012 年，名叫艾米莉·怀特海德（Emily Whitehead）的小女孩由于急性白血病复发参与了第二代 CAR-T 的临床试验，最后成功出院。

第二代 CAR-T 经 FDA 批准后成为全世界第一个上市的 CAR-T

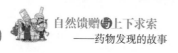
产品。后来又衍生出另一种产品结构：scFv-T 细胞 -CD28。第二代 CAR-T 的优势很明显：scFv 精准识别肿瘤细胞，共刺激信号 CD137 或 CD28 参与激活 T 细胞发挥作用，使第二代 CAR-T 可以完成识别并有效杀灭肿瘤细胞。

CD28 激活信号较强，但却不能持久；而 CD137（最初名为 4-1BB），相比 CD28，其信号强度较低但是明显持续得更久，所以将二者优势互补，成功衍生第三代 CAR-T：scFv-T 细胞 -CD28-CD137。

第四代与第五代 CAR-T 尚不成熟，第四代 CAR-T 是在第三代基础上增加了共刺激配体或细胞因子，第五代通用 CAR 是目前的研究热点，即通过采用异体来源的 T 细胞，解决自体 CAR-T 的生产和成本等问题。

CAR-T 疗法的使用忠告

虽然 CAR-T 疗法给癌症患者带来了福音，但是其高昂的价格却让很多人退而却步，其实除了价格昂贵，CAR-T 疗法也还存在着其他问题。

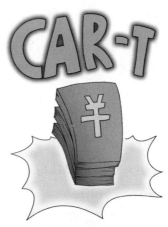

（1）不适用于所有癌症，目前主要适应证是针对 B 淋巴细胞，因为寻找合适的肿瘤抗原非常困难，而几乎所有的 B 细胞都会稳定地表达 CD19，CAR-T 正是以 CD19 为靶点抗原，所以其在 B 型急性淋巴细胞白血病和 B 细胞淋巴瘤上取得了很大的突破。

（2）部分人使用 CAR-T 疗法可能会完全无效，肿瘤微环境可能会抑制 T 细胞在体内的活化作用；部分患者因为反复化疗，CAR-T 输入体内后迅速衰竭，疗效大打折扣。

（3）可能会有严重的细胞因子释放综合征，即在对人体完成 CAR-T 输注后，体内免疫细胞暴发性分泌大量的细胞因子造成严重非特异性炎症反应，如高热、低血压、肌痛、凝血障碍、呼吸困难、终末器官障碍等。

（4）由于 CAR-T 疗法是采集患者自体细胞，并在体外培养加工后再回输入患者体内，这个过程一般在 3 周左右，所以该疗法不能像药品一样即时使用；并且细胞回输后，患者还需住院观察 2 周左右，方为完成整个治疗。

肿瘤治疗的道路上从来不是遍地鲜花，而是荆棘丛生，免疫治疗已经开启抗肿瘤治疗的新篇章，科学家们也将不断地探索、尝试，使 CAR-T 疗法的机制更完善、副作用更小。

参考文献

[1] 杨宝峰，陈建国. 药理学[M]. 北京:人民卫生出版社，2018.

[2] 盖晓红，刘素香，任涛，等. 黄连的化学成分及药理作用研究进展[J]. 中草药，2018，49（20）：4919-4927.

[3] WANG K, FENG X, CHAI L, et al. The metabolism of berberine and its contribution to the pharmacological effects[J]. Drug Metab Rev，2017，49(2)：139-157.

[4] CAPPELLETTI S, PIACENTINO D, SANI G, et al. Caffeine: cognitive and physical performance enhancer or psychoactive drug?[J]. Curr Neuropharmacol，2015，13(1)：71-88.

[5] DESBOROUGH MJR, KEELING DM. The aspirin story – from willow to wonder drug[J]. Br J Haematol，2017，177(5)：674-683.

[6] BENTLEY R. Different roads to discovery; Prontosil (hence sulfa drugs) and penicillin (hence beta-lactams).[J].Ind Microbiol Biotechnol，2009，36(6)：775-786.

[7] LEWIS GF, BRUBAKER PL. The discovery of insulin revisited: lessons for the modern era[J].Clin Invest，2021，131(1)：e142239.

[8] 张梦婷，张嘉丽，任阳阳，等.麻黄的研究进展 [J]. 世界中医药，2016，11（9）:1917-1921.

[9] LEROUX M, BOUTCHUENG-DJIDJOU M, FAURE R. Insulin's Discovery: New Insights on Its Hundredth Birthday: From Insulin Action

and Clearance to Sweet Networks[J]. Int J Mol Sci, 2021, 22(3): 1030.

[10] 钮晓淑, 胡昌勤, 常艳. 多黏菌素类抗生素的研发沿革与现状[J]. 中国药师, 2021, 24（5）: 936-940.

[11] DIVAKARAN S, LOSCALZO J. The Role of Nitroglycerin and Other Nitrogen Oxides in Cardiovascular Therapeutics[J].Am Coll Cardiol, 2017, 70(19): 2393-2410.

[12] PAGLIARO P, GATTULLO D, PENNA C. Nitroglycerine and sodium trioxodinitrate: from the discovery to the preconditioning effect[J]. Cardiovasc Med (Hagerstown), 2013, 14(10): 698-704.

[13] ATHANASOPOULOS T, MUNYE MM, YÁÑEZ-MUÑOZ RJ. Noninte-grating Gene Therapy Vectors[J]. Hematol Oncol Clin North Am, 2017, 31(5): 753-770.

[14] HELINSKI DR. ABrief History of Plasmids[J].EcoSal Plus, 2022, 10(1): eESP00282021.

[15] STERNER RC, STERNER RM. CAR-T cell therapy: current limitations and potential strategies[J]. Blood Cancer, 2021, 11(4): 69.

[16] 黄元铸.地高辛治疗心力衰竭的现代理念和进展[J].中华心脏与心律电子杂志, 2013, 1（1）: 51-53.

[17] 中国医药教育协会感染疾病专业委员会, 中华医学会呼吸病学分会, 中华医学会重症医学分会, 等.中国多黏菌素类抗菌药物临床合理应用多学科专家共识[J].中华结核和呼吸杂志, 2021, 44（4）: 292-310.

[18] 张均田, 张庆柱, 张永祥. 神经药理学[M]. 北京: 人民卫生出版社, 2008.

[19] FURST DE, SCHIFF MH, FLEISCHMANN RM, et al. Adalimumab, a fully human anti tumor necrosis factor-alpha monoclonal antibody, and concomitant standard antirheumatic therapy for the treatment of rheumatoid

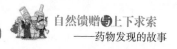
arthritis: results of STAR (Safety Trial of Adalimumab in Rheumatoid Arthritis)[J].Rheumatol, 2003 , 30(12): 2563-2571.

[20] COHEN DJ, LOERTSCHER R, RUBIN MF, et al. Cyclosporine: a new immunosuppressive agent for organ transplantation[J].Ann Intern Med, 1984 , 101(5): 667-682.

[21] COLOMBO D, AMMIRATI E. Cyclosporine in transplantation – a history of converging timelines[J].Biol Regul Homeost Agents, 2011, 25(4): 493-504.